Raja Jouini
Imen Helal
Sarra yacoub

Diagnóstico da doença de Hirschsprung

Raja Jouini
Imen Helal
Sarra yacoub

Diagnóstico da doença de Hirschsprung

Estudo do desempenho diagnóstico do anticorpo anti-calretinina.

ScienciaScripts

Imprint

Cover image: www.ingimage.com

This book is a translation from the original published under ISBN 978-620-6-72985-3.

Publisher:
Sciencia Scripts
is a trademark of
Dodo Books Indian Ocean Ltd. and OmniScriptum S.R.L publishing group

120 High Road, East Finchley, London, N2 9ED, United Kingdom
Str. Armeneasca 28/1, office 1, Chisinau MD-2012, Republic of Moldova, Europe
Managing Directors: Ieva Konstantinova, Victoria Ursu
info@omniscriptum.com

Printed at: see last page
ISBN: 978-620-8-62442-2

ÍNDICE DE CONTEÚDOS

INTRODUÇÃO 2

MÉTODOS 3

RESULTADOS 8

DISCUSSÃO 25

CONCLUSÕES 49

REFERÊNCIAS 53

INTRODUÇÃO

A doença de Hirschsprung (DH) é uma doença congénita rara definida pela ausência do total de células ganglionares (CG) nos plexos meyentéricos da submucosa de Meissner e da muscular de Auerbach, começando no esfíncter anal e estendendo-se por uma parte variável do tubo digestivo [1]. A sua prevalência varia de 1 a 1,63 por 10.000 nascimentos. Outrora sempre fatal, o tratamento cirúrgico reduziu a mortalidade por esta doença para 3% nos países desenvolvidos [2,3]. A HM afecta os recém-nascidos. Provoca sintomas não específicos, incluindo obstipação crónica e obstrução neonatal [4]. O exame radiológico ajuda a determinar a extensão da doença, identificando a presumível zona de transição (PTZ) que separa o segmento intestinal ganglionar saudável do segmento intestinal aganglionar [5,6]. O diagnóstico é histopatológico e requer precisão quanto à integridade do limite cirúrgico. Baseia-se na coloração de lâminas com hemateína-eosina e, na maioria dos centros de referência, em ensaios de imunoabsorção enzimática da atividade da acetilcolinesterase [7-9]. O exame histopatológico é efectuado em biópsias rectais retiradas de áreas presumivelmente doentes (PDA) para fins de diagnóstico e de áreas presumivelmente saudáveis (PHA) e PTA durante exames extemporâneos para orientar o procedimento cirúrgico[3,5]. O exame histopatológico coloca dificuldades em certos casos. Os GC são imaturos nos recém-nascidos e podem ser confundidos com outras células [4]. Noutros , a sua deteção pode ser laboriosa, exigindo a utilização de vários níveis de secção de blocos de tecido para provar com certeza a ausência total de GCs[10]. Além disso, o exame histopatológico envolve biópsias rectais superficiais, desprovidas de muscularis e, portanto, não incluindo os plexos de Auerbach em 9 a 17% dos casos. Estas situações levam a resultados inconclusivos e a atrasos no diagnóstico, muitas vezes com consequências graves [11-13]. O ensaio de imunoabsorção enzimática com acetilcolinesterase revela a hiperplasia da rede nervosa extrínseca, que é o segundo sinal histológico caraterístico da DH. No entanto, este método está ainda limitado a certos centros de referência pediátricos [13]. Para colmatar as lacunas dos ensaios histopatológicos e de imunoabsorção enzimática em amostras de biópsia, várias equipas começaram a procurar biomarcadores da DH [14]. Muitos estudos têm-se centrado em marcadores do sistema nervoso entérico, em particular a calretinina, uma proteína dependente da vitamina D que se liga e amortece o cálcio intracelular [1,7,10,12,14]. O desaparecimento da calretinina no trato digestivo afetado pela DH foi descrito em 2004 [15]. A utilização de um anticorpo dirigido contra a calretinina e a avaliação do desempenho deste marcador no diagnóstico da DH tem sido, desde então, objeto de numerosos estudos [1,7,10,12,14]. O objetivo do nosso trabalho foi avaliar o desempenho diagnóstico do anticorpo anti-calretinina em amostras de biópsia colhidas no contexto de suspeita de HM.

MÉTODOS

1. ESTUDO DE TIPO

Este foi um estudo retrospetivo de todas as biópsias realizadas em doentes seguidos no departamento de cirurgia pediátrica do Hospital Habib Thameur por suspeita de HM entre dezembro de 1995 e setembro de 2017. Estas biópsias foram enviadas para o Departamento de Anatomia Patológica e Citologia do Hospital Habib Thameur. Foram indexadas a partir do registo de relatórios anatomopatológicos do departamento. Começámos por rever todas as biópsias realizadas. Esta revisão foi efectuada por um patologista sénior e foi depois utilizada como teste de referência no estudo do desempenho diagnóstico do anticorpo anti-calretinina.

2. CRITERIOS DE SELEÇÃO DE CASOS

2.1. CRITÉRIOS DE INCLUSÃO

Todas as biopsias efectuadas durante o período de estudo e enviadas por suspeita de DH, independentemente do diagnóstico clínico definitivo.

2.2. EXCLUSÃO

- Doentes cujos registos médicos não estavam disponíveis
- Foram identificados 127 doentes com suspeita de DH durante o período do estudo, dos quais 47 casos foram excluídos pelas seguintes razões (Figura 1):
- Indisponibilidade de registos médicos (40)
- Não há menção da zona de amostragem (7)

Assim, os doentes que cumpriram os critérios de seleção e foram selecionados para serem objeto do nosso estudo foram 80.

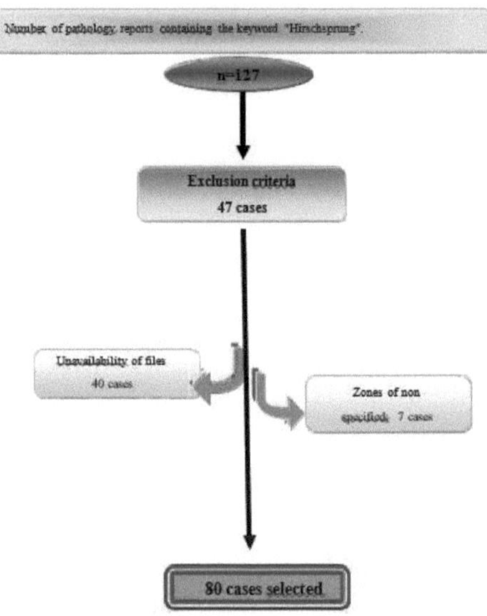

Figura 1: Diagrama de síntese da seleção de casos

3. RECOLHA DE DADOS

3.1. DADOS CLINICOS

Os seguintes parâmetros clínicos e epidemiológicos foram registados nos processos:

- O âmbito do MS
- O género
- Consanguinidade
- História familiar
- Malformações associadas
- Circunstâncias da descoberta :

-emissão de mecónio

-Obstipação crónica ou obstrução intestinal

▶ O procedimento operacional

▶ A extensão da doença de Hirschsprung foi avaliada com base em :

- Os limites das ressecções cirúrgicas mencionados nos relatórios operatórios e verificados nos relatórios anatomopatológicos.
- O tamanho das peças de ressecção do cólon correlacionou-se com a idade do doente, quando o nível de ressecção não foi mencionado nos relatórios operatórios e patológicos.

3.2. Dados de exames radiologicos e funcionais

▶ Resultados do enema baritado

▶ Resultados da manometria anorrectal

3.3. Dados anatomopatologicos

3.3.1. Dados macroscopicos

Foram identificadas as zonas de colheita previstas. Trata-se das ZPE, ZPT e ZPM.

3.3.2. Dados histopatologicos

As amostras enviadas por suspeita clínica de HM foram distribuídas da seguinte forma:

▶ Biópsias cirúrgicas pré-operatórias, efectuadas sob anestesia geral, para confirmar ou refutar o diagnóstico.

▶ São efectuadas biópsias intra-operatórias para exame extemporâneo, a fim de identificar a zona saudável.

As amostras incluídas no nosso estudo foram fixadas em formalina diluída a 10% e depois incluídas em parafina e as lâminas de tecido foram coradas com hemateína-eosina. As lâminas foram relidas para biópsias pré-operatórias e intra-operatórias e foram efectuadas às cegas, sem conhecimento do diagnóstico inicial. Os parâmetros anatomopatológicos avaliados foram os seguintes

- A profundidade da biopsia, especificando quais as camadas da parede que foram removidas
- Presença ou ausência de GCs. Estes últimos foram definidos como células poligonais com citoplasma eosinofílico abundante, um núcleo excêntrico e um nucléolo grande [16].
- A presença ou ausência de hiperplasia do nervo. A hiperplasia do nervo foi definida a partir de um diâmetro superior a 40 μm, com base em dados da literatura [14]
- O número de níveis de blocos de tecido cortados e o número de lâminas estudadas para cada caso
- Colorações especiais efectuadas (tipo e número)

3.3.3. DADOS IMUNOHISTOQUIMICOS

3.3.3.1. Dados técnicos

A seleção das amostras baseou-se em :

- Biópsias pré-operatórias
- Amostragem intra-operatória quando a biópsia pré-operatória não foi efectuada

O estudo imuno-histoquímico foi efectuado com o anticorpo monoclonal anti-calretinina de ratinho pronto a usar "Bond TM calretininin cal6". As várias fases da reação imunohistoquímica foram automatizadas (Leica BOND-MAX).

3.3.3.2. Interpretação dos resultados do estudo imunohistoquímico

As lâminas de imunohistoquímica foram lidas às cegas, sem conhecimento do diagnóstico efectuado inicialmente ou aquando de uma releitura. Os diferentes elementos avaliados foram :

- Marcação citoplasmática e nuclear de GCs
- Marcação das fibras nervosas intersticiais presentes no córion, na túnica muscular da mucosa e na submucosa
- Marcação granular das redes nervosas

Os mastócitos e as células mesoteliais foram utilizados como controlos internos.

4. ANALISE ESTATISTICA

Os dados foram registados no software SPSS® (Statistical Package for Social Science) versão 21. Para a análise descritiva, foram calculadas frequências e percentagens para as variáveis qualitativas e médias para as variáveis quantitativas. Para o estudo analítico, foram incluídas apenas as amostras colhidas nas AMPs que confirmaram ou refutaram o diagnóstico. Para analisar a concordância foi utilizado o teste kappa de Cohen (K). Os resultados foram avaliados com base nos valores de corte apresentados na Tabela I.

Tabela I: Interpretação do coeficiente kappa

K	Estimation of the degree of
0,8 à 1	Excellent
0,6 à 0,8	Good
0,4 à 0,6	Medium
0,2 à 0,4	Low
0 à 0,2	Negligible
<0	Bad

O estudo imunohistoquímico com o anticorpo anti-calretinina foi estudado como teste de diagnóstico a avaliar através do cálculo da sua sensibilidade, especificidade, valor preditivo negativo e valor preditivo positivo. Os critérios para a marcação positiva com o anticorpo anti-calretinina foram os referidos na literatura [6,14,15], ou seja, a presença de pelo menos um dos seguintes elementos:

- Marcação de GCs citoplasmáticos e nucleares
- Marcação de fibras nervosas intersticiais no córion, na muscularis mucosae ou na submucosa

O diagnóstico de HM foi efectuado se a coloração imuno-histoquímica fosse negativa.

RESULTADOS

1. ESTUDO DESCRITIVO

1.1. DIAGNÓSTICO DA DOENÇA DE HIRSCHSPRUNG NA POPULAÇÃO ESTUDADA

Dos 80 doentes incluídos no nosso estudo, 69 (84%) foram diagnosticados com DH com base nos dados histopatológicos das biopsias pré-operatórias e intra-operatórias. Entre os 11 casos restantes, o diagnóstico de DH foi invalidado pelo estudo histopatológico das biópsias pré-operatórias em 10/11 casos (91%). No último caso, apesar do diagnóstico histopatológico de HM efectuado na biópsia pré-operatória na ausência de GC, a boa evolução clínica não permitiu manter este diagnóstico.

1.2. DADOS EPIDEMIOLOGICOS

1.2.1. O GÉNERO

Dos 69 doentes em que se suspeitou do diagnóstico de DH, houve um claro predomínio do sexo masculino, com um rácio de sexo (rapazes/raparigas) de 3,6 (Figura 2).

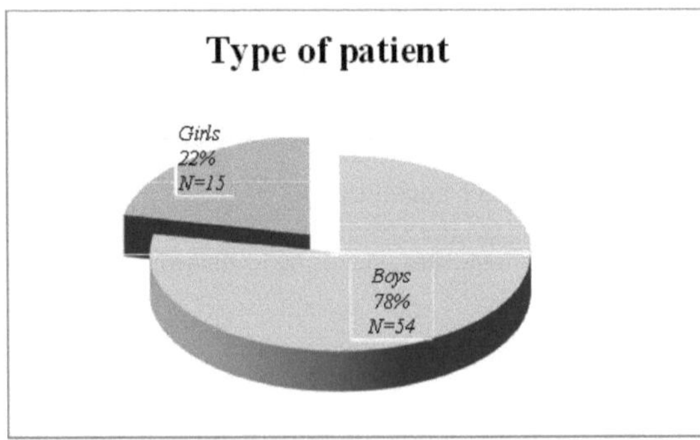

Figura 2: Distribuição da população com doença de Hirshsprung por género

1.2.2. IDADE

A idade média dos 69 pacientes com DH foi de 555 dias, ou 18 meses e 15 dias, com extremos de 1 dia e 15 anos. A HM apareceu antes dos 2 anos de idade em 68 casos (99%) e aos 15 anos em apenas um caso (Figura 3).

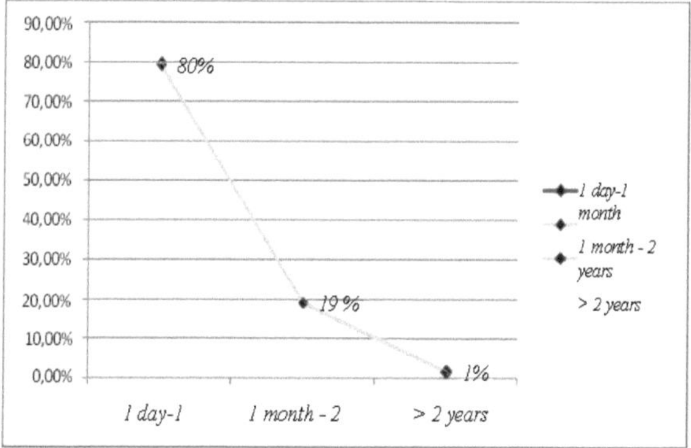

Figura 3: Distribuição da idade de início dos sintomas na população estudada com doença de Hirschsprung

1.3. DADOS CLINICOS

1.3.1. COMO E DESCOBERTA A DOENÇA DE HIRSCHSPRUNG

A MH foi revelada pela (Figura 4);

- Obstrução intestinal aguda em 49 casos (71%)
- Obstipação crónica desde o nascimento em 31 casos (45%)
- Saída tardia de mecónio em 40 casos. Este sintoma foi registado em apenas 57 casos (70%).

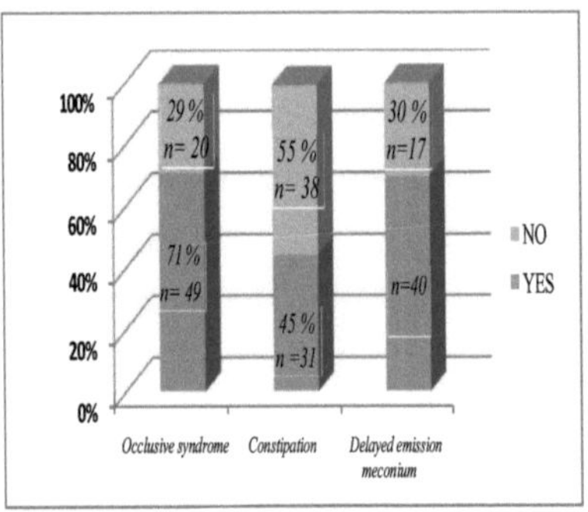

Figura 4: Sinais da doença de Hirschsprung em 69 doentes com a doença

1.3.2. A EXTENSÃO DA DOENÇA DE HIRSCHSPRUNG

Os 68 pacientes operados incluíam :

- 20 formas rectais (29%)
- 37 formas sigmoides (54%)
- Oito formas de cólica esquerda (12%)
- Uma forma total do cólon (2%)
- Duas formas que se estendem até ao íleo (3%)

As formas clássicas (rectal e sigmoidal) foram mais frequentemente observadas nos rapazes do que nas raparigas (Figura 5).

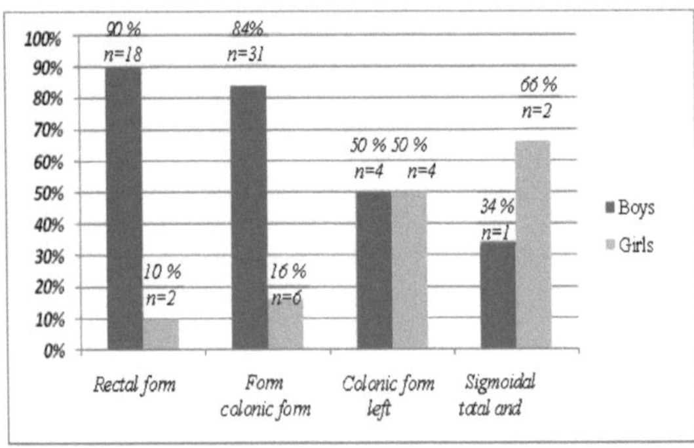

Figura 5: Distribuição por género da extensão da doença de Hirschsprung nos doentes operados.

1.3.3. ANTECEDENTES FAMILIARES

Foi registada uma história familiar de enteropatia neonatal em 2 de 69 doentes. Portadores de MH (3%):

- Doente de 2 anos cujo tio paterno tinha uma enteropatia congénita, cuja natureza exacta não pôde ser determinada.
- Um caso MH em irmãs gémeas uma forma cólica esquerda e uma forma cólica direita. de uma forma cólica total.

1.3.4. CONSANGUINITE

A consanguinidade foi registada nos registos médicos em 3 casos. Tratava-se de consanguinidade de primeiro grau num caso e de dois casos de consanguinidade de segundo grau.

1.3.5. SINAIS ASSOCIADOS

Vinte e dois doentes com DH tinham anomalias congénitas associadas. A anomalia congénita mais frequentemente observada no nosso estudo foi a hérnia umbilical, seguida da Trissomia 21 (Tabela II). Um caso era uma síndrome de Waardenburg que combinava dismorfia facial, hiperpigmentação cutânea dos membros e surdez neurossensorial.

Quadro II: Distribuição das malformações congénitas por sexo

Malformações congénitas associadas		Tipo		Número de casos
	Masculino		Feminino	
Hérnia umbilical	10		4	14
Agenesia renal unilateral e refluxo vesicoureteral	0		1	1
Refluxo vesico-ureteral	1		0	1
Mega-ureter	1		0	1
Síndrome da junção pieloureteral	1		0	1
Trissomia 21	2		1	3
Síndrome de Waardenburg	1		0	1

1.4. Dados de exames radiologicos e funcionais

1.4.1. Enema de bario

O enema baritado foi efectuado em 69 dos 80 doentes

Sessenta e três destes doentes eram portadores de DH (91%) e seis estavam livres da doença.

A ZPT foi identificada em 43 dos 63 doentes com HM (68%). Foi identificada em :

- ▶ Rectum em 11/43 casos (26%)
- ▶ Da área reto-sigmoideia em 25/43 casos (58%)
- ▶ Cólon esquerdo em 7/43 casos (16%) Dos restantes 20 enemas :
- ▶ Catorze clisteres (70%) mostraram uma dilatação ou uma anomalia no comprimento do cólon, sem disparidade de calibre.
- ▶ Seis clisteres eram normais (30%)

Os clisteres opacos de doentes sem HM mostraram ZPT rectal em 2 casos e dilatação reto-cólica sem disparidade de calibre em 4 casos.

1.4.2. Manometria anorrectal

A manometria anorrectal foi realizada em 50/80 doentes (). O reflexo reto-anal inibitório (RRAI) estava ausente em 37 de 44 doentes com HM (84%) e em 4 de 6 doentes sem HM (71%) (Figura 6).

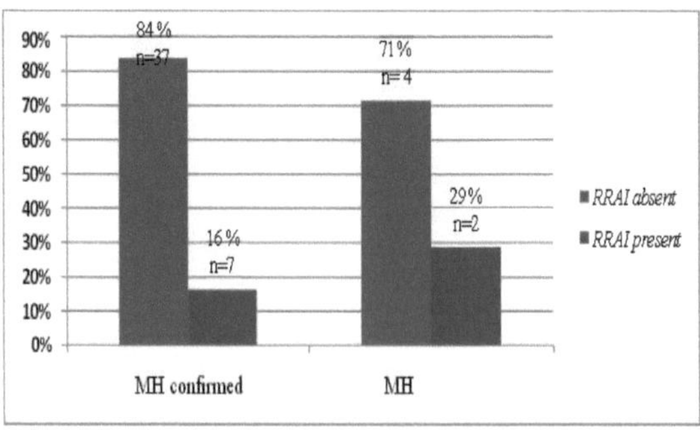

Figura 6: Resultados da manometria anorrectal na população estudada

1.5. TRATAMENTO CIRURGICO

Dos 69 doentes com HM, 68 foram submetidos a cirurgia (99%). Um doente faleceu antes da operação. dos doentes com HM foram submetidos a cirurgia.

1.5.1. A OPERAÇÃO

A cirurgia endoanal do tipo Soave foi efectuada em 68 doentes (88%). A cirurgia de Duhamel foi efectuada em 8 doentes (12%).

1.5.2. LIMITES CIRURGICOS NO BLOCO OPERATORIO

Nos 68 doentes operados, os limites da ressecção do cólon foram, ao exame histopatológico definitivo:

- saudável em 62 casos
- patológico em 6 casos, pelas seguintes razões:

-Um erro de avaliação durante um exame extemporâneo num caso

- O exame extemporâneo não estava disponível em dois casos, devido a cirurgia tardia durante o dia, resultando em ressecção incompleta do segmento aganglionar. Num dos doentes, esta ressecção incompleta foi complicada por uma perfuração que exigiu uma colostomia de emergência. No segundo doente, foi efectuada uma ressecção adicional a frio.
- Um bordo proximal patológico na peça de ressecção do cólon, apesar da presença de GC na zona de ressecção do cólon no exame extemporâneo e definitivo.
- Dois casos em que os cirurgiões não solicitaram um exame extemporâneo devido à evidência morfológica de uma ZPT durante a operação

1.6. EVOLUÇÃO

Dos 69 doentes com HM, 53 (78%) tiveram uma boa evolução, com resolução dos sintomas iniciais. Ocorreram seis óbitos () na população estudada, sendo um deles no pré-operatório. Estas mortes foram atribuídas a choque sético. Dez pacientes operados foram perdidos no seguimento ().

Nos doentes sem HM, a evolução clínica foi boa.

1.7. Estudo anatomopatologico

A revisão histopatológica das lâminas de hemateína-eosina envolveu 38 biópsias cirúrgicas pré-operatórias e 105 biópsias intra-operatórias retiradas para exame extemporâneo.

1.7.1. Estudo histopatologico de biopsias cirurgicas pre-operatorias

Foram efectuadas biópsias pré-operatórias em 47/80 () doentes. Corresponderam a :

▶ Biópsias cirúrgicas em 38 doentes (81%)

▶ Biópsias superficiais do reto realizadas com pinças Noblett em 9 doentes (19%). Estas biópsias foram realizadas no sector privado, pelo que não puderam ser relidas ou incluídas no estudo imunohistoquímico.

1.7.1.1. O número de níveis de corte examinados

O número de níveis de corte por bloco de tecido variou de 1 a 2. Foram examinados dois níveis de corte em 5/38 biópsias pré-operatórias (13%). Foi examinada uma média de 1,13 níveis. As lâminas adicionais lidas para coloração especial (tricrómio de Masson, ácido periódico de Shiff e azul de alcian) não foram consideradas como níveis de corte (Figura 7).

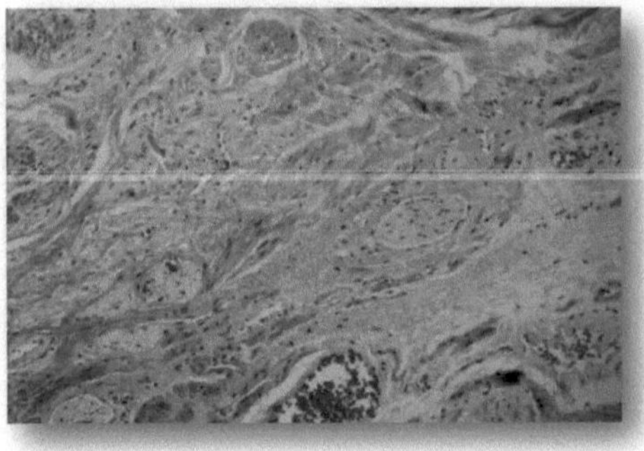

Figura 7: Secção histológica corada com tricrómio mostrando fios nervosos hiperplásicos num doente com doença de Hirschsprung.

1.7.1.2. Profundidade das biopsias pré-operatórias

Uma análise das 38 biopsias cirúrgicas mostrou :

▶ Vinte e nove biópsias incluindo mucosa, submucosa e muscularis propria (76%)

- Uma biópsia da mucosa e da submucosa (3%)
- Três biópsias incluindo a submucosa e a muscular (8%)
- Quatro biópsias incluindo apenas músculo (13%)
- A biopsia revelou apenas músculo estriado esquelético.

1.7.1.3. Resultados da releitura de lâminas coradas com hemateína-eosina

As 38 biópsias pré-operatórias incidiram sobre:

- MPA em 35 amostras (89%)
- ZPT em 2 amostras (7%)
- SPA em 1 amostra (4%)

Os resultados da releitura estavam em perfeita concordância com os resultados iniciais relativos ao GC e à hiperplasia das redes nervosas.

1.7.1.3.1. Resultados da releitura de lâminas coradas com hemateína-eosina em zonas presumivelmente doentes

Nos doentes com HM, a ausência de GC e a hiperplasia do nervo foram observadas em 100% dos casos (24/24 biópsias pré-operatórias) (Tabela III, Figura 8). A ausência de GC foi registada uma vez, em 1/11 biópsias pré-operatórias (9%) realizadas em doentes sem HM (Tabela III). Neste caso, a biopsia pré-operatória envolveu apenas o músculo esfíncter.

Quadro III: Resultados da releitura de lâminas coradas com hemateína-eosina de biópsias pré-operatórias retiradas de zonas presumivelmente doentes

	MH confirmado	MH eliminado
	(%)	(%)
Células ganglionares	0	10
atual		(91%)
Células ganglionares	24	1
ausente	(100%)	(9%)
Redes nervosas	24	4
hiperplásico	(100 %)	(36%)
Redes nervosas não	0	7
hiperplásico		(64%)
Total	24	11

1.7.1.3.2. Resultados da releitura de lâminas coradas com hemateína-eosina em presumíveis zonas de transição

Nas duas amostras colhidas na ZPT, os GC estavam ausentes e associados a hiperplasia nervosa em ambos os casos.

1.7.1.3.3. Resultados da releitura de lâminas coradas com hemateína-eosina em zonas consideradas sãs

A amostra colhida na ZPE apresentava GC sem hiperplasia nervosa associada (Figura 9).

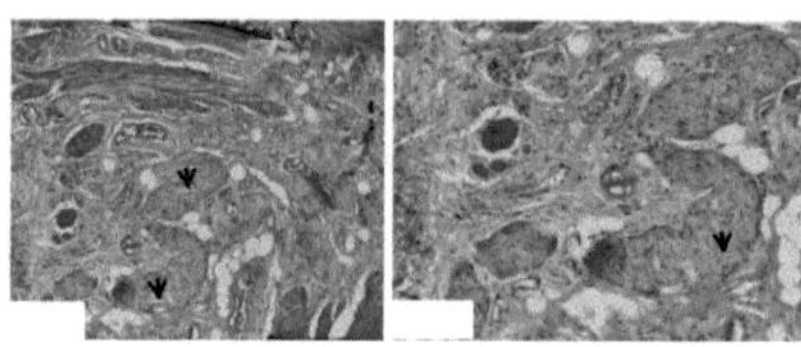

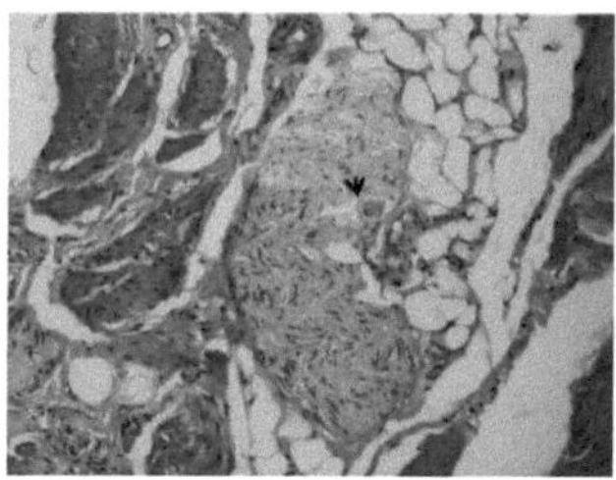

Figura 8: Exame histopatológico com hemateína-eosina de uma biopsia pré-operatória efectuada numa área presumivelmente doente num doente com doença de Hirschsprung.

*(A)*Fios nervosos hiperplásicos (seta)

*(B)*Fios nervosos hiperplásicos sem células ganglionares (seta)

Figura 9: Exame histopatológico com hemateína-eosina de uma biopsia pré-operatória efectuada numa zona presumivelmente saudável: presença de uma célula linfonodal no interior de uma malha nervosa (seta).

1.7.2. Estudo histopatologico de amostras intra-operatorias

A colheita de amostras intra-operatórias para exame extemporâneo foi efectuada em 52/69 doentes com HD (75%). Apenas um doente sem DH foi submetido a exame extemporâneo.

1.7.2.1. Diferentes áreas de biópsias intra-operatórias analisadas extemporaneamente

No total, foram enviadas 105 biópsias para exame extemporâneo de 53 doentes, dos quais apenas um não apresentava HM. Nalguns casos, foram colhidas várias amostras de diferentes áreas para o mesmo doente. A distribuição das áreas foi a seguinte:

- 48 biópsias efectuadas no SPA (46%)

- 22 biópsias efectuadas na ZPT (21%)
- 35 biópsias efectuadas na APM (33%)

1.7.2.2. As diferentes camadas parietais das biópsias intra-operatórias :

As várias biopsias efectuadas foram panparietais em 92 casos (88%), independentemente da área biopsiada (Tabela IV).

Quadro IV: As diferentes camadas parietais das biopsias intra-operatórias

Camadas de parede	Número	Frequência
Membrana mucosa,	92	88 %
submucosa e muscular		
Mucosa e submucosa	3	2 %
Muscular	10	10 %
Total	105	100 %

1.7.2.3. Estudo histopatológico de biopsias intra-operatórias

O exame extemporâneo das biópsias confirmou o diagnóstico de HM pela ausência de GC em 34 das 35 biópsias na APM (97%). Os fios nervosos eram hiperplásicos em 27/35 casos (79%) na APM (Figuras 10 e 11). O GC e a hiperplasia do nervo foram observados em 15/22 biópsias (68%) e 13/22 biópsias (59%) realizadas na ZPT, respetivamente (Figuras 10 e 11). O GC e a hiperplasia do nervo foram observados em 47/48 biópsias (97%) e em 5/48 biópsias (10%) realizadas na ZPE, respetivamente (Figuras 10 e 11). A biópsia do doente sem HM mostrou GC sem hiperplasia nervosa associada. Os resultados da revisão estavam em perfeita concordância com os resultados finais para a identificação dos GC. A discordância na avaliação da hiperplasia da rede nervosa foi observada em 7 casos (7%).

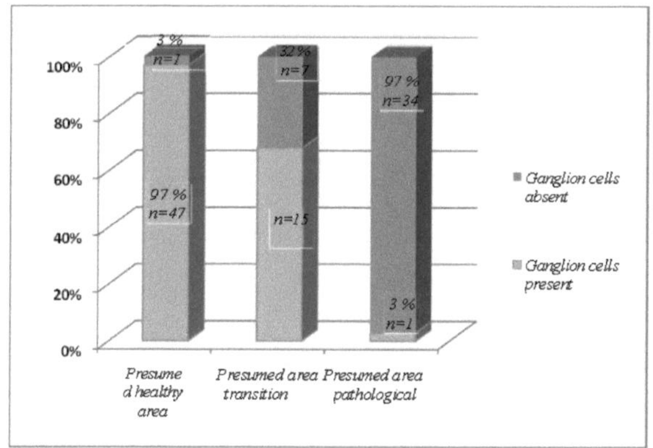

Figura 10: Distribuição das células dos gânglios linfáticos nas biopsias intra-operatórias de acordo com a área

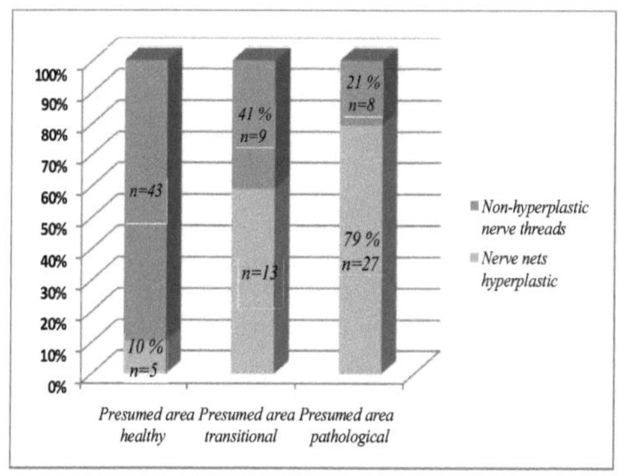

Figura 11: Hiperplasia do tecido nervoso em biópsias intra-operatórias de acordo com a área

1.7.2.4. Concordância entre o resultado do exame extemporâneo e o resultado do exame final

Os resultados dos exames extemporâneos e definitivos foram :

- Concordância em 51 casos (98%)
- Discordante em 1 caso (1%)
- A resposta foi atrasada num caso (1%) em que foi efectuada uma biópsia extemporânea numa amostra de apendicectomia, apesar da ausência de CG

A discrepância observada dizia respeito a uma paciente com trissomia 21 operada aos 8 anos de idade, cujo exame extemporâneo havia revelado CGs não encontrados no exame definitivo.

1.8. ESTUDO IMUNOHISTOQUÍMICO COM ANTICOPRS ANTI-CALRETININA

O estudo imunohistoquímico com o anticorpo anti-calretinina envolveu 110 biópsias pertencentes a 68 doentes, incluindo 60 com HM.

1.8.1. EXPRESSÃO DE CALRETININA EM BIOPSIAS DE DOENTES COM DOENÇA DE HIRSCHSPRUNG

Nos 60 pacientes com HM:

- Foram efectuadas 45 biópsias da MPA, 4 das quais não continham córion, muscularis mucosae ou submucosa
- 16 biópsias relativas à ZPT
- Foram efectuadas 40 biópsias da ZPE, 6 das quais não tinham mucosa ou muscularis mucosa

1.8.1.1. Expressão da calretinina em biópsias de zonas presumivelmente doentes

Em doentes com DH, a calretinina confirmou a ausência de CG em 43/45 biópsias de ZPM (96%). Também confirmou a ausência de fibras nervosas intersticiais em 38/41 biópsias de MPA (93%).

A calretinina revelou a presença de GC em 2/45 biopsias de APM (4%). As fibras nervosas intersticiais foram marcadas em 3 de 41 espécimes de APM (7%) (Tabelas VI, VII). A expressão das fibras nervosas intersticiais e dos GC era concomitante, exceto num caso.

1.8.1.2. Expressão da calretinina em biópsias de presumíveis zonas de transição

As amostras retiradas da ZPT mostraram marcadores de fibras nervosas intersticiais e de CG em 10 de 16 biópsias (63%) (Tabelas VI e VII).

1.8.1.3. Expressão da calretinina em biópsias retiradas de zonas presumivelmente saudáveis

A marcação com o anticorpo anti-calretinina resultou numa marcação castanha dos GC. Esta era citoplasmática e nuclear (Figura 12). A marcação granular dos fios nervosos estava constantemente associada (Figura 13).

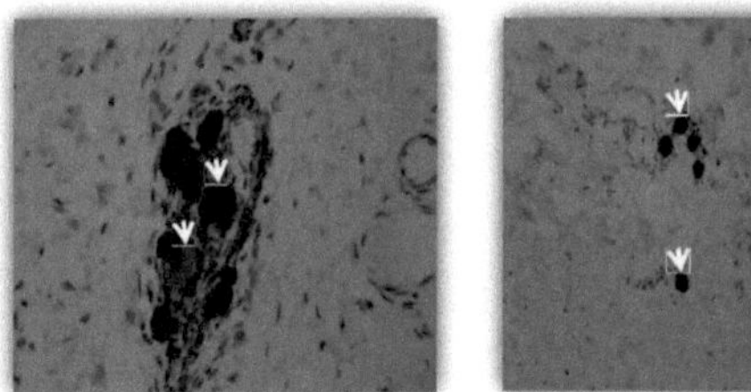

Figura 12: Marcação com anticorpos anti-calretinina de células de gânglios linfáticos numa biópsia retirada de uma área presumivelmente saudável num doente com doença de Hirschsprung.

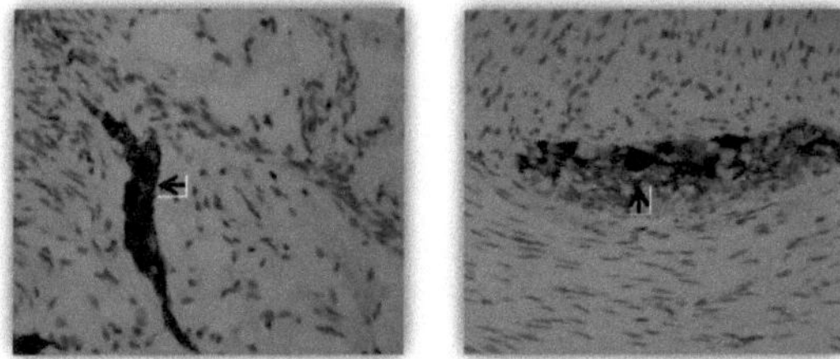

Figura 13: Marcação de fios nervosos com anticorpos anti-calretinina numa biópsia retirada de uma área presumivelmente saudável de um doente com doença de Hirschsprung.

Foi observada uma marcação granular das fibras nervosas intersticiais no córion, na muscularis mucosa e na submucosa das biópsias efectuadas na ZPE (Figura 14).

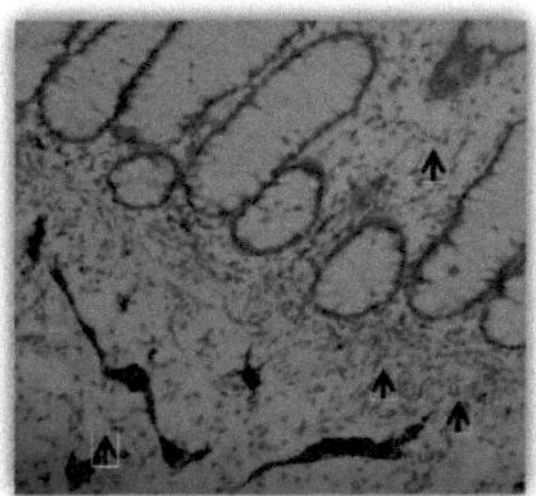

Figura 14: Marcação de fibras nervosas intersticiais pelo anticorpo anti-calretinina (ponta de seta) no córion, muscularis mucosae e submucosae numa biopsia de uma área presumivelmente saudável num doente com doença de Hirschsprung.

Os resultados do estudo imunohistoquímico das biópsias efectuadas nas ZPE revelaram (Quadros V e VI):

▶ GCs marcados em 35 biópsias de 40 (88%)

▶ As fibras nervosas intersticiais foram marcadas nas diferentes camadas parietais em 31 de 34 biópsias (91%). A marcação foi mais frequente no córion e na muscularis mucosae (91%) do que na submucosa (87%) (Tabelas V e VI).

▶ As marcas da rede nervosa estavam presentes em todos os casos

Tabela V: Expressão zonal da calretinina por células ganglionares e fibras nervosas intersticiais em doentes com doença de Hirschsprung

Parâmetros histológicos	Área de biopsia		
	ZPM N (%)	ZPT N (%)	SPA N (%)
Células	2/45	10/16	35/40
gânglio linfático	(4 %)	(63 %)	(88 %)
Fibras nervosas	3/41	10/16	31/34
intersticial	(7 %)	(63 %)	(91 %)

Tabela VI: Expressão da calretinina pelas fibras nervosas intersticiais nas diferentes camadas parietais, consoante a área, em doentes com doença de Hirschsprung.

Fibras nervosas ZPM ZPT ZPS		
intersticial N (%)	N (%)	N (%)
3/41	10/16	31/34*
(7 %)	(63 %)	(91 %)
Muscular 3/41	10/16	31/34**
mucosa (7 %)	(63 %)	(91 %)
Córion 3/41	10/16	32/37***
Submucosa (7 %)	(63 %)	(87 %)

(*) 6 biópsias sem mucosa

(**) 6 biópsias sem mucosa muscular (***) 3 biópsias sem submucosa

1.8.2. Expressão de calretinina em biopsias de pacientes sem doença de Hirschsprung:

A HM foi eliminada em 8 doentes. As nove biópsias efectuadas nestes doentes foram divididas nas seguintes zonas:

- Oito biópsias de MPA
- Uma biopsia num SPA

Na expressão de MPAcalretinina resultou em :

- Marcação concomitante de CGs e fibras nervosas intersticiais em 7 casos. Esta marcação era idêntica à observada em biópsias efectuadas em ZPS de doentes com HM
- A ausência de marcação dos GC e das fibras nervosas intersticiais num caso foi consistente com o resultado do exame histopatológico com hemateína-eosina, mas inconsistente com o diagnóstico clínico final. A biopsia em questão incluía apenas músculos estriados do esfíncter. O diagnóstico de HM neste doente foi anulado, tendo em conta a boa evolução clínica.

O único caso na ZPE mostrou expressão de calretinina tanto nos GC como nas fibras nervosas intersticiais.

2. Estudo analitico do desempenho diagnostico do estudo imunohistoquimico com o anticorpo anti-calretinina

O estudo analítico abrangeu as 53 amostras colhidas no MPA. Estas amostras pertenciam a 46 doentes com DH e a 7 doentes sem a doença. A comparação entre o diagnóstico feito com base no estudo imunohistoquímico com o anticorpo anti-calretinina e o obtido no exame histopatológico das lâminas coradas com hemateína-eosina mostrou que a calretinina confirmou corretamente o diagnóstico de HM em 43/46 doentes com a doença e invalidou-o corretamente em todos os doentes sem a doença (Quadro VII).

Quadro VII: Análise da concordância entre o diagnóstico imuno-histoquímico com o anticorpo anti-calretinina e o diagnóstico histopatológico com a hemateína-eosina

		Diagnóstico			
Diagnóstico imunohistoquímico		MH* confirmado exame histopatológico com hemateína-eosina	MH*eliminado exame histopatológico com hemateína-eosina	Total	K
Calretinina	Teste negativo	43	0	43	0,791
	Teste positivo	3	7	10	
	Total	46	7	53	

MH*= Doença de Hirschsprung.

A sensibilidade, a especificidade, o valor preditivo positivo e o valor preditivo negativo do anticorpo anti-calretinina no diagnóstico da HM foram de 93%, 100%, 100% e 70%, respetivamente. A concordância entre os resultados do estudo imuno-histoquímico com o anticorpo anti-calretinina e o resultado do estudo histopatológico com hematina e eosina foi boa, com um coeficiente K=0,791 (Quadro VIII).

Quadro VIII: Desempenho diagnóstico da calretinina no diagnóstico da doença de Hirschsprung

	Se*(%)	Sp**(%)	PPV***(%)	VPN****(%)	K
Calretinin	93%	100 %	100%	70%	0,791

Se*= sensibilidade; Sp**= especificidade; PPV***: valor preditivo positivo; NPV:**** valor preditivo negativo

Foram registados três falsos negativos. Envolveram dois recém-nascidos com 3 e 5 dias de idade e um bebé de 2 anos. Todas as biópsias eram biópsias pré-operatórias e, por conseguinte, não tinham sido submetidas a criofixação anterior. A marcação com o anticorpo anti-calretinina mostrou a presença concomitante de CG e fibras nervosas intersticiais em dois casos. A positividade da calretinina no 3º caso baseou-se apenas na positividade das fibras nervosas intersticiais. Os 3 doentes foram submetidos a cirurgia para uma forma rectal, sigmoidiana e do cólon esquerdo. A evolução clínica foi boa nos 3 casos, com resolução da sintomatologia. após a ressecção do segmento colónico doente. foram observados falsos positivos com base nos resultados do exame histopatológico. hemateína e eosina.

DISCUSSÃO

O nosso estudo incluiu um total de 80 doentes, 69 dos quais tinham HM. A marcação com anticorpos anti-calretinina de biópsias colhidas na zona presumivelmente saudável (PHZ) resultou numa deposição cromogénica nuclear e citoplasmática de GCs e numa deposição granular nas fibras nervosas intersticiais. Esta situação foi idêntica à observada em biópsias efectuadas em zonas presumivelmente doentes (PDA) de doentes sem DH. Nas ZPEs, as fibras nervosas intersticiais expressaram a calretinina mais frequentemente (91%) do que os GCs (89%). O anticorpo anti-calretinina marcou os GC e as fibras nervosas intersticiais em 63% das biopsias efectuadas nas ZPT. Nas biópsias MPA, os GC foram marcados em 2 biópsias, enquanto as fibras nervosas intersticiais foram marcadas em 3 biópsias (7,3%), resultando em 3 falsos negativos. Não foram observados falsos positivos. A sensibilidade, a especificidade, o valor preditivo positivo e o valor preditivo negativo do anticorpo anti-calretinina foram de 93%, 100%, 100% e 70%, respetivamente, com boa concordância (k=0,791).

1. Fisiopatologia

O sistema gastrointestinal distingue-se dos outros sistemas pela riqueza da sua inervação. Possui dois tipos de inervação: a inervação extrínseca, representada essencialmente pelo sistema nervoso autónomo parassimpático, e a inervação intrínseca, capaz de exercer uma função autonómica independente do sistema extrínseco [17].

O sistema nervoso entérico é constituído por :

▶ O plexo meyentérico, que se situa entre as duas camadas musculares, controla a motricidade

▶ O plexo submucoso, situado entre a muscularis e a mucosa intestinal, que coordena as secreções digestivas.

▶ Fibras nervosas intersticiais no córion, que constituem o plexo mucoso de Isawa, cujo papel permanece desconhecido [18]

Na DH, há uma perturbação do processo de migração e diferenciação das células da crista neural no sistema nervoso entérico, regulado pelo gene RET.
"Rearranjado durante a transfecção (RET) e seus ligandos. Esta rutura conduz a uma ausência total de CG nos vários plexos, levando a uma sobreactividade do intestino com libertação

permanente de acetilcolina. Isto leva a uma contração contínua do segmento do cólon afetado e a uma dilatação secundária progressiva do cólon saudável sobrejacente [3,19].

O envolvimento das fibras nervosas intersticiais na génese da DH não está claramente elucidado. De facto, nenhum estudo explica a ausência de fibras nervosas intersticiais nos segmentos aganglionares [10,12-15]. Outros estudos relatam uma perturbação dos neurotransmissores inibitórios que relaxam o músculo liso intestinal, tais como o péptido intestinal vasoativo, a substância P, as encefalinas e o óxido nítrico [19].

2. ESTUDO GENETICO

A DH é uma doença congénita, mais frequentemente esporádica, com apenas 5-20% dos casos em famílias. A sua transmissão é complexa, envolvendo o envolvimento de vários genes. A penetrância é baixa, variável e dependente do sexo. É duas vezes mais comum em rapazes do que em raparigas. O seu aparecimento envolve frequentemente o envolvimento de vários genes. O principal gene envolvido é o proto-oncogene RET [1]. Está localizado no braço longo do cromossoma 10 (10q11.2) e compreende 21 exões. Encontra-se presente em cerca de 35% dos casos esporádicos e 49% dos casos familiares [1,20] . A lesão do gene RET está frequentemente associada a formas longas de HM. O gene RET codifica um recetor transmembranar de 114 aminoácidos com um domínio extracelular do tipo caderina e um domínio intracelular da tirosina quinase. É responsável pela proliferação, diferenciação e migração das células da crista neural [17].

A mutação deste gene tem sido implicada na génese da DH, bem como no aparecimento de neoplasia neuroendócrina múltipla do tipo 2. As mutações no gene RET que levam à DH podem afetar qualquer parte codificante dos 21 exões do gene, tendo sido identificadas mais de 100 mutações diferentes. Alguns dos haplótipos formados actuam como factores de proteção, enquanto outros predispõem à DH ou ajudam a determinar a sua extensão. O polimorfismo das mutações identificadas e dos exões envolvidos, por um lado, e a penetrância variável do gene RET, por outro, dificultam a realização de um diagnóstico pré-natal ou molecular da DH [1].

As mutações RET também estão associadas a formas graves e complicadas (estoma, episódio de enterocolite, operação dupla). Num estudo retrospetivo de 42 casos de DH realizado por Ramos et al, a mutação RET foi observada em 53,3% das formas graves em comparação com apenas 15,3% das chamadas formas ligeiras, sem diferença significativa entre os dois grupos [20]. As chamadas formas graves podem, portanto, ser uma indicação para testar a mutação.

Outros genes envolvidos na DH só são identificados em 5 a 10% dos casos. Correspondem essencialmente a ligandos do recetor RET: o fator neurotrófico derivado da glia, a endotelina 3 e B, o fator de transcrição SOX10 e o gene PHOX2B [1]. Ao contrário das mutações RET na DH, as mutações na neoplasia neurendócrina múltipla tipo 2 são mutações activadoras. Como resultado, a associação dessas duas doenças nas mesmas famílias e nos mesmos pacientes é improvável. Embora rara, foi observada em 2,5% dos doentes [20]. Esta associação improvável pode ser o resultado de mecanismos moleculares que ocorrem em diferentes períodos da vida embrionária e pós-natal [1]. Na nossa série, registaram-se dois casos familiares. O estudo genético não pôde ser efectuado por falta de recursos técnicos.

3. Estudo epidemiologico

3.1. Repartição dos doentes por genero

No nosso estudo, a maioria dos doentes com DH era do sexo masculino, com um rácio de sexo (rapaz/rapariga) de 3,6. Esta predominância masculina foi encontrada em vários estudos com uma razão de sexo entre 3 e 4 (Tabela IX) [5,21,22].

Tabela IX: Distribuição dos doentes com doença de Hirschsprung por sexo

Estudo	Sexo masculino	Sexo feminino	Rácio entre os sexos
Menezes 2006 [23] (259 casos)	200 (77,2%)	59 (22,8%)	3,32
Swenson 1973 [22] (501 casos)	406 (81%)	95 (19%)	4,3
Ikeda [21] (1628 casos)	1220 (75%)	408 (25%)	3
O nosso estudo	54 (78%)	15 (22%)	3,6

O estudo efectuado no centro regional de cirurgia pediátrica em Monastir constatou esta situação.preponderância masculina, com um rácio de sexo de 4 [5]. A inversão da proporção entre os sexos nas formas colónicas totais e extensas foi observada na literatura [9,24]. Na nossa série, duas das 3 formas extensas foram observadas em raparigas.

3.2. Repartição da idade dos doentes

A HM é uma doença congénita cujo início clínico é mais frequentemente neonatal. O diagnóstico é efectuado em 65% dos casos antes da idade de 1 mês e em 95% dos casos antes da idade de 1 ano [25].

O mesmo se verifica no nosso estudo, em que 80% dos doentes foram diagnosticados em idade neonatal e 99% com menos de 2 anos de idade. Apenas um caso foi descoberto tardiamente, aos 15 anos de idade. Nossos resultados foram semelhantes aos descritos por Ikeda [21], onde 48,7% dos casos foram descobertos no primeiro mês de vida e 83,4% até o final do primeiro ano. A descoberta da DH em crianças é menos frequente, com um pico de frequência na faixa etária dos 2 anos [5]. É excecional adultos e geralmente afecta adultos jovens com idades compreendidas entre os 16 e os 74 anos [26].

4. ESTUDO CLINICO

4.1. FORMAS DA DOENÇA DE HIRSCHSPRUNG

Na DH, o limite inferior da extensão da zona patológica é sempre o esfíncter anal interno, enquanto o limite superior varia em altura e determina as diferentes formas desta doença. Dependendo da extensão da aganglionose [5] :

- A forma curta ou "clássica", que envolve as formas rectal e reto-sigmoideia (88% dos casos)

- A forma longa estende-se ao cólon esquerdo, transverso e direito e a forma pancolica (8 a 10% dos casos).

- Forma total do cólon que se estende ao intestino delgado (1% dos casos)

A forma clássica reto-sigmoideia representou 83% dos casos na nossa série. Esta forma foi responsável por 80% da série de Ikeda [21]. A presença de uma forma descontínua de HM tem sido relatada na literatura, onde zonas aganglionares alternam com zonas contendo CG. Esta forma de HM é rara e poderia explicar a presença de um bordo patológico numa peça de ressecção endoanal num doente cujos resultados da biopsia intra-operatória extemporânea e definitiva mostraram a presença de GC [7,27].

4.2. HISTORIA FAMILIAR E CONSANGUINIDADE

A maioria dos casos de DH é esporádica. As formas familiares da DH variam de 5 a 20% [28,29]. Em nossa série, a história familiar de DH foi relatada em apenas um caso. No estudo tunisiano de Fkih, os casos familiares corresponderam a 9,5% [5]. A frequência da história familiar correlaciona-se com a extensão da doença. A frequência das formas familiares aumenta de 3,2% nas formas longas para 11,3% nas formas totais [21]. A consangüinidade, por outro lado, tem sido pouco estudada nos diversos estudos sobre a DH [1,25].

4.3. Os sinais clinicos da descoberta da doença de Hirschsprung

4.3.1. O atraso na emissão de meconio

No estado fisiológico, o mecónio é emitido durante as primeiras 48 horas de vida. A emissão tardia de mecônio por mais de 48 horas foi observada em 70% dos casos em nosso estudo. Este sinal clínico freqüentemente revela HD e é observado em 40,6 a 58% dos pacientes [21].

A emissão tardia de mecónio na HD tem uma sensibilidade de 83%, uma especificidade de 88% e um valor preditivo positivo de 77% para recém-nascidos com suspeita de HD [5,21]. Este sinal também é observado em casos de prematuridade, atresia do intestino delgado, íleo meconial, desidratação, estenose anal, ânus imperfurado e agenesia anal ou rectal [5].

4.3.2. Obstrução intestinal

A HD é a causa mais comum de obstrução intestinal baixa em recém-nascidos. É responsável por 1/3 de todas as causas de obstrução neonatal [5]. Outras causas de obstrução neonatal devem ser investigadas, como o íleo meconial e a síndrome do intestino delgado esquerdo [21]. Na nossa série, a obstrução intestinal foi encontrada em 71% dos casos (49/69 pacientes). com HD). Este sinal clínico tem uma sensibilidade de 86% e uma especificidade de 13% [5].

4.3.3. Prisão de ventre cronica :

A obstipação crónica é um sinal frequentemente revelador da DH. O seu aparecimento desde o nascimento deve sugerir fortemente a DH [5,19]. É mais frequente em bebés e crianças com mais de 2 anos, onde é observada em 68,7% a 79,3% dos casos [19]. Este sinal foi observado em 44% dos nossos pacientes com DH. Isso pode ser explicado pela predominância de neonatos em nossa população de estudo.

5. INVESTIGAÇÕES RADIOLOGICAS E FUNCIONAIS :

5.1. O CLISTER OPACO

Um enema opaco é o primeiro exame a ser realizado quando há suspeita de HD. É utilizado para localizar o PTZ e orientar a abordagem cirúrgica do paciente [5,6]. A interpretação do clister opaco baseia-se na procura de sinais de distensão e estenose do cólon, de anomalias da parede do cólon sugestivas de enterocolite e de uma zona de disparidade de calibre ou "ZPT". Esta zona é o sinal mais específico da DH e é observada radiologicamente sob a forma de um cone invertido. Fisiopatologicamente, reflecte a disparidade de calibre entre o segmento ganglionar dilatado e o segmento aganglionar estreitado [5]. No nosso estudo, a ZPT foi detectada em 43/63 (68%) dos clisteres realizados em doentes com DH. A sensibilidade do enema opaco na identificação da ZPT varia de 68 a 94% dos casos de DH, sendo menor em neonatos e em formas extensas [5]. Os falsos negativos estão associados ao toque retal ou à evacuação de enemas antes do exame radiológico [29]. Os pontos de referência ósseos podem ser utilizados para identificar o local da ZPT e, assim, avaliar a extensão da HM [5]. A taxa de concordância entre a ZPT histológica e radiológica varia de 63-90% [5]. As formas curtas de HD também são difíceis de diagnosticar radiologicamente e requerem a inserção direta da sonda rectal imediatamente acima do canal anal [5,6].

5.2. MANOMETRIA ANORRECTAL

A manometria anorrectal é um teste dinâmico que avalia a resposta do esfíncter interno à distensão da ampola rectal, através do estudo das pressões ao longo do canal anal [5,21]. A fiabilidade deste teste torna-se excelente 12 dias após o nascimento, quando o reflexo reto-entérico se torna normal [5]. Na DH, a distensão rectal não provoca qualquer relaxamento do esfíncter interno, revelando hipertonia. A ausência deste reflexo é altamente sugestiva de DH, mas permanece inespecífica, uma vez que é observada na acalásia do canal anal, em doentes obstipados crónicos com megacólon e em doentes com menos de 3 semanas de vida [28]. Na nossa série, o reflexo reto-anal estava ausente em 37/44 (84%) doentes com DH. A sensibilidade da manometria anorretal varia na literatura de 70 a 93% [5,21].

6. Tratamento terapeutico: O procedimento cirurgico

A DH é tratada cirurgicamente. A área doente é ressecada e a continuidade digestiva é restabelecida durante a mesma operação. São propostas diferentes técnicas em função da experiência da equipa:

▶ O procedimento de Swenson, que envolve a realização de uma anastomose colo-anal direta [5].

▶ O procedimento de Duhamel, que consiste em manter o reto doente com um cólon saudável descido para a concavidade sacral posterior [28].

▶ O procedimento de Soave é uma técnica cirúrgica que consiste em baixar o cólon saudável para o reto, cuja mucosa foi ressecada. A preservação da parede rectal minimiza o risco de lesões nervosas na pélvis [28].

No nosso estudo, 88% dos doentes foram submetidos a cirurgia de Soave e 12% a cirurgia de Duhamel. A técnica de Soave é atualmente a mais utilizada, sobretudo para as formas curtas de HM.

7. Evolução

A evolução foi boa em 77% dos pacientes. As cinco mortes no pós-operatório imediato foram atribuídas a choque sético. Na série de Ikeda, que incluiu 1.628 pacientes com HD, foram registrados 115 óbitos. O choque sético também foi a causa mais freqüente de óbito (40,9%) [21].

8. Estudo anatomopatologico

8.1. Os diferentes tipos de biopsia pre-operatoria

8.1.1. Biopsias superficiais do reto com pinças Noblett

A biopsia rectal superficial com pinça de Noblett é uma biopsia por aspiração que não necessita de anestesia geral nem de suturas. É realizada por um cateter inserido no reto, que retira um pequeno fragmento da parede do cólon através de um vácuo criado na sua extremidade. Este fragmento é constituído por uma submucosa, uma mucosa muscular e uma mucosa [30]. As complicações são excepcionais. Numa série de 1000 biópsias pré-operatórias realizada por Quinn et al, a taxa de hemorragia rectal grave e de perfuração rectal é superior a 0,2% [13]. Em muitos centros de referência, a biopsia superficial do reto substituiu completamente a biopsia cirúrgica como método de diagnóstico. No entanto, o tamanho reduzido de algumas biópsias é responsável por 6-9% de resultados inconclusivos [31], que são mais frequentes em crianças com mais de 5 anos [7,12,13,30]. Este facto é explicado pelo edema da mucosa e pelo aumento do tecido fibroso, que dificultam a colheita de amostras adequadas da submucosa [31].

Numa revisão sistemática da literatura que incluiu 22 artigos, as biopsias superficiais do reto revelaram um melhor desempenho diagnóstico do que as explorações radiológicas e endoscópicas, com uma sensibilidade média de 93% e uma especificidade média de 98% (intervalo de confiança=95%) [32]. Verificou-se que a exatidão do diagnóstico das biopsias superficiais do reto era melhor nos lactentes (100%) do que nos recém-nascidos (90%) [33]. Para reduzir a taxa de resultados inconclusivos associados a biópsias inadequadas (Figura 17), o Comité Internacional de Gastroenterologia de 2009 definiu critérios para a avaliação de biópsias pré-operatórias, que são necessários para garantir uma interpretação correta [13]:

Devem ser necessárias pelo menos duas biopsias, com um diâmetro mínimo de 3 mm. As biópsias devem incluir tanto a mucosa como a submucosa. A biópsia deve ser bem orientada e incluída em o eixo correto para evitar a perda de tecido entre os diferentes níveis da secção do bloco de tecido. As biopsias pré-operatórias devem ser efectuadas pelo menos 2 cm acima da linha pectínea. O Comité Internacional de Gastroenterologia recomenda mesmo que as biópsias sejam efectuadas a diferentes níveis, ou seja, 2, 3 e 5 cm acima da linha pectínea, para evitar a perda de formas curtas de HD [13].

A presença de músculo estriado esquelético, epitélio de transição ou epitélio escamoso significa que a biópsia é inadequada. No entanto, a presença de um único GC nesta área exclui formalmente a DH e uma segunda biopsia não é necessária neste caso [11].

Na nossa série, uma das biópsias cirúrgicas foi inadequada devido à sua localização baixa. O diagnóstico histopatológico concluiu pela ausência de CG, em contradição com a evolução clínica, o que afastou o diagnóstico de HD. Na maioria dos estudos, as biópsias pré-operatórias superficiais e sem submucosa estiveram entre as principais causas de biópsias (76,5%), seguidas das biópsias distais (17,6%) [11,13].

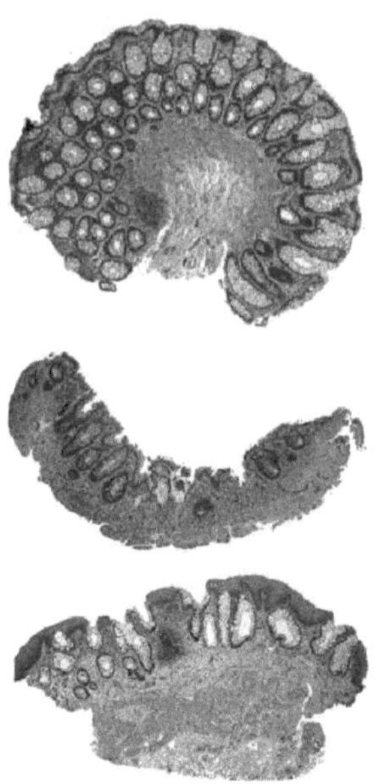

Biópsia adequada com 2-3 mm de comprimento, mais de 1/3 da qual é sub-mucosa

Biópsia inadequada devido a defeito da submucosa

Biópsia inadequada devido à presença de mucosa anal escamosa

Figura 15: Exemplos de biopsias superficiais do reto [13].

8.1.2. BIOPSIAS CIRURGICAS

Todas as biopsias pré-operatórias na nossa série foram cirúrgicas, efectuadas sob anestesia geral [13]. Este foi o método mais utilizado, uma vez que a pinça Noblett não estava disponível no departamento de cirurgia pediátrica do Hospital Habib Thameur. As biopsias cirúrgicas estão associadas a um risco acrescido de complicações, que aumenta com a profundidade da biopsia [13]. As complicações incluem corrimento rectal, infeção e perfuração [30]. As biópsias cirúrgicas podem ser limitadas à muscularis e subserosa ou incluir toda a espessura da parede. A vantagem das biópsias cirúrgicas é que podem confirmar ou excluir o envolvimento muscular e incluir os plexos de Auerbach, que são mais ricos em CGs [7,13]. Na nossa série, 76% e 89% das biópsias pré-operatórias e extemporâneas incluíam todos os músculos da parede do cólon e 10% e 13% estavam limitadas à muscularis. Apesar de estas biópsias serem cirúrgicas, 3% delas incluíram a mucosa e a submucosa. Este facto pode dever-se a um problema de orientação do fragmento de biópsia quando este foi embebido em parafina, resultando em perda de tecido durante a secção [9].

8.2. Ensaio de imunoabsorção enzimatica com acetilcolinesterase

O estudo da acetilcolinesterase é um ensaio de imunoabsorção enzimática utilizado para marcar redes nervosas extrínsecas no sistema nervoso entérico [7]. Juntamente com o exame histológico de lâminas coradas com hemateína-eosina, é o método de referência para o diagnóstico da HM em vários centros [7]. É realizado em tecido fresco congelado e em secções de 15 µm de espessura. Por conseguinte, requer uma biópsia adicional, para além da biópsia dedicada ao exame histológico com hemateína-eosina. A interpretação requer a presença simultânea de um controlo positivo e de um controlo negativo [7]. A inervação extrínseca é acentuada em doentes com DH. As fibras nervosas extrínsecas estão aumentadas em densidade e espessura no córion, na muscularis mucosae e na submucosa nas áreas doentes (Figura 18). A hiper-reatividade das redes nervosas à acetilcolinesterase observada na muscularis mucosae é patognomónica da DH, enquanto que a do córion pode ser observada durante a displasia neuronal intestinal [18]. A positividade do ensaio de imunoabsorção enzimática da acetilcolinesterase é variável e resulta em fibras positivas para acetilcolinesterase de menor densidade, dando origem a falsos negativos [9]. Este facto é explicado por alguns autores por uma inervação parassimpática diferente e fisiologicamente menos importante do segmento transverso e ascendente do cólon [34]. Os falsos positivos no ensaio de imunoabsorção enzimática da acetilcolinesterase são extremamente raros. A maioria dos estudos refere uma especificidade de 100% [35]. Os falsos positivos são explicados pelo extravasamento de acetilcolinesterase dos glóbulos vermelhos durante as biópsias hemorrágicas [34]. A taxa de falsos negativos varia de 0 a 40%. A sua sensibilidade varia entre 85% e 93,5% [14,35]. Os falsos negativos estão associados a biópsias superficiais, que não incluem a muscularis mucosae, e à imaturidade do sistema enzimático em crianças com menos de 2 meses de idade [13]. Este método não está atualmente disponível no nosso serviço, pois é moroso, demora 90 minutos a realizar, requer a utilização de produtos tóxicos e tem um período de validade curto. Além disso, a dificuldade de interpretação da marcação, a discordância inter-observador e a variabilidade da inervação colinérgica em bebés prematuros e em formas extensas de DH são obstáculos à utilização do ensaio imunoenzimático da acetilcolinesterase [36-38].

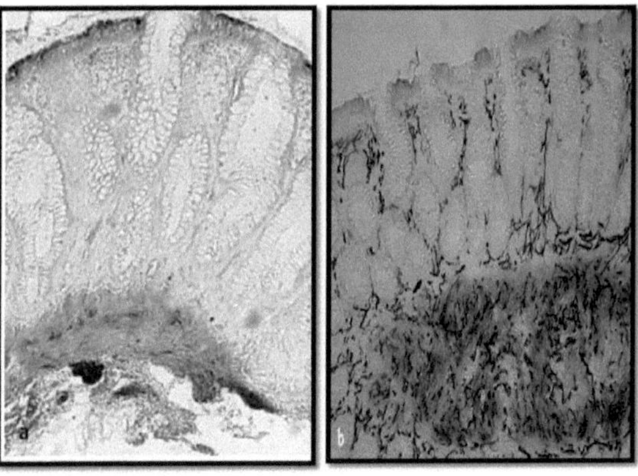

Figura 16: Ensaio de imunoabsorção enzimática da acetilcolinesterase

A: Resultado do ensaio de imunoabsorção enzimática da acetilcolinesterase num indivíduo sem doença de Hirschsrpung: ausência de hiperplasia das fibras nervosas extrínsecas.

B: Fibras nervosas extrínsecas de densidade aumentada, marcadas pela acetilcolinesterase no córion, muscularis mucosae e submucosa de um paciente com doença de Hirschsprung [1].

8.3. ESTUDO HISTOPATOLOGICO DE LAMINAS CORADAS COM HEMATEINA EOSINA :

O exame histológico de lâminas coradas com hemateína-eosina, com ou sem um estudo do ensaio de imunoabsorção enzimática da acetilcolinesterase, é o método de referência para o diagnóstico da HM. Continua a ser o método mais utilizado [1,13,34,39]. O desempenho diagnóstico da hemateína é variável consoante o estudo. Pensa-se que depende essencialmente do número de níveis da secção efectuada. Kapur et al. afirmam que a taxa de discordância na hemateína-eosina pode ser evitada através da utilização de um grande número de secções [7]. O desempenho diagnóstico do estudo hemateína-eosina varia entre 78,3% e 95% [13,16,39]. Outros autores referem especificidade e sensibilidade inferiores (37,7% e 54,4%). No entanto, o número de níveis efectuados não foi especificado nestes estudos [35]. A combinação do teste de hemateína-eosina com um estudo da atividade imuno-enzimática da acetilcolinesterase ou um estudo imunohistoquímico aumenta o seu desempenho diagnóstico para 99,7% [34].

8.3.1. NUMERO DE NIVEIS DE CORTE DE TECIDOS RECOMENDADOS :

No nosso estudo, foram lidos 2 níveis de corte em 13% dos casos. A prática atual para o exame de biópsias realizadas por suspeita de perturbações neuromusculares do sistema entérico é objeto de numerosas discrepâncias, nomeadamente no que diz respeito ao número de níveis de secção a realizar antes de se poder fazer um diagnóstico de HM [13]. Dos 86 centros de patologia europeus e americanos que efectuam este tipo de biópsia, apenas 33 realizam mais do que um nível de secção. Nestes centros, o número de níveis realizados varia entre 15 e 75, consoante o autor [13]. Para limitar estas discrepâncias, o mais recente Comité Internacional de Gastroenterologia recomenda a realização e leitura de 50 a 75 níveis de secção para um exame inicial e a repetição de outros níveis se não for identificado CG [12,13,40]. Noutros centros, os níveis de corte podem ser realizados até que todos os blocos se esgotem, desde que não sejam observados GC [41]. Este facto torna o diagnóstico histológico da HM utilizando hemateína-eosina um procedimento exigente, restritivo e moroso. O número de níveis é um fator decisivo no diagnóstico correto da DH. No estudo de Serafini et al., 54% dos GC foram encontrados no nível 50 [16], e noutro estudo, 24,5% das biópsias reexaminadas em diferentes níveis mostraram o aparecimento de GC inicialmente ausentes nos primeiros níveis produzidos [40]. No entanto, lâminas adicionais foram retiradas para coloração especial (Tricrómio de Masson, Ácido Periódico de Shiff e Alcian Blue). As colorações especiais podem ser utilizadas para excluir outros diagnósticos diferenciais, tais como distúrbios fibróticos congénitos ou adquiridos observados em certas miopatias [7].

8.3.2. ESTUDO HISTOPATOLOGICO DE LAMINAS DE HEMATEINA E EOSINA DE BIOPSIAS RETIRADAS DE AREAS SAUDAVEIS:

Os GC são células grandes que medem entre 25 e 40 µm. São reconhecidas no exame histológico como células com citoplasma eosinofílico abundante e um núcleo excêntrico com um nucléolo eosinofílico proeminente (Figura 19 A). Estas células são melhor identificadas no plexo meyentérico, onde são mais numerosas [42]. São menos numerosas em crianças com mais de 2 anos de idade [31]. São mais difíceis de identificar nos recém-nascidos porque as CG são imaturas, com menos citoplasma, um núcleo hipercromático e um nucléolo menos proeminente (Figura 17 B) [36]. Por conseguinte, podem ser confundidos com fibroblastos, células endoteliais ou plasmócitos, resultando em falsos negativos [16,39]. A imaturidade dos CG neonatais é difícil de avaliar e poucos patologistas dão um parecer sobre a maturidade dos CG, mesmo em centros pediátricos especializados [43]. O ensaio de imunoabsorção enzimática com succinato desidrogenase é o único meio objetivo de identificar a maturidade dos CG. No nosso estudo, 79% da nossa população eram neonatos. No entanto, a identificação dos GC foi fácil, com GC de aspeto maduro. A imaturidade dos GC ao nascimento é fisiológica [43]. A maturação ocorre progressivamente desde as primeiras semanas de vida até três meses após o nascimento, o que pode explicar a aparência madura dos GCs na maioria da nossa população [44]. A avaliação da presença ou ausência de GCs é o principal critério histológico para o diagnóstico da DH.

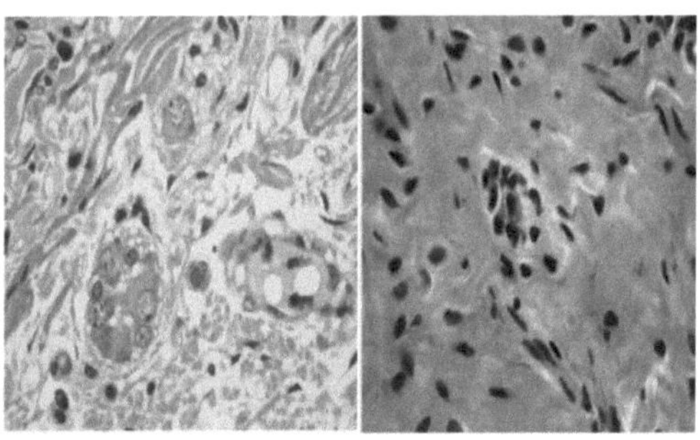

Figura 17: Secções coradas com hematoxina-eosina mostrando A: Células linfonodais maduras B: Células ganglionares imaturas com núcleos hipercromáticos e citoplasma esparso [43].

8.3.3. Estudo histologico de laminas de hemateina e eosina de biopsias obtidas na zona de transição

A extensão da zona de transição é difícil de estimar, embora vários autores concordem que está limitada aos 3-5 cm que se seguem à área doente. O seu comprimento depende de vários factores, incluindo a extensão da HM[45]. É fundamental identificar a zona de transição. A persistência de uma zona de transição no cólon não ressecado está associada a distúrbios motores do cólon persistentes e por vezes graves. Numa meta-análise realizada por Friedmacher et al, que incluiu 29 artigos ao longo de um período de 26 anos, a persistência de distúrbios motores do cólon após a ressecção na zona doente ou na zona de transição foi relatada em 34,4% dos casos [46]. A zona de transição reflecte-se histologicamente pelo aparecimento de GCs e pela persistência de hiperplasia da rede nervosa extrínseca [47]. No nosso estudo, os GC estavam presentes em 68% das biopsias (15/22) e a hiperplasia da rede nervosa foi observada em 59% das amostras (13/22). A natureza retrospetiva do nosso estudo e o pequeno número de amostras colhidas na zona de transição foram obstáculos à interpretação destes resultados.

8.3.3.1. Células ganglionares

A presença de GCs marca o início da zona de transição e o fim da zona doente. O aparecimento de GCs nos plexos de Auerbach e de Meissner é geralmente concomitante. No entanto, alguns autores relatam o primeiro aparecimento de GCs no plexo de Auerbach [47].

Vários estudos [47-49] utilizam o número reduzido de GC como critério principal para identificar a zona de transição. Este critério raramente é aplicado, devido à falta de valores práticos fiáveis para estabelecer uma densidade normal de GCs. Além disso, os vários valores publicados são muito inconsistentes [47]. Para compreender melhor o modo de aparecimento dos GC na zona de transição, vários autores [45,47,48] recolheram amostras de cólon, incluídas na sua totalidade, em torno de toda a sua circunferência, ao longo de todo o comprimento da zona de transição. A leitura de cortes de secção inteira mostrou que o reaparecimento dos GC era progressivo e heterogéneo. De facto, os GC não se encontram em toda a circunferência de uma zona de transição: zonas ganglionares alternam com zonas aganglionares em pelo menos 1/8 da circunferência do cólon, tanto no plexo de Auerbach como no de Meissner (Figura 18) [50]. Esta distribuição heterogénea dos GCs é explicada pela extensão caudal longitudinal e não transversal dos GCs [50]. Isto implica a necessidade de examinar secções circunferenciais durante exames extemporâneos para identificar corretamente a zona de transição. Além disso, o exame extemporâneo é realizado em biópsias circunferenciais do cólon em muitos centros de referência [45,48,50]. Para além do número reduzido de GC, alguns autores [45,50] identificaram GC isolados na camada muscular ou na camada subserosa, não ligados aos feixes nervosos, bem como GC ectópicos na camada subserosa na zona de transição. Estes dois critérios foram encontrados em 56 das 59 amostras por Kapur et al. e poderiam explicar a alteração funcional dos GC na zona de transição [47].

8.3.3.2. Hiperplasia do nervo

A hiperplasia do nervo é um critério para identificar tanto a área doente como a zona de transição. No entanto, a zona de transição é inconstante [50]. É o caso do nosso estudo, onde a hiperplasia nervosa foi observada em 59% das amostras da zona de transição. Esta hiperplasia diz respeito aos fios nervosos extrínsecos que podem ser identificados pela presença de colagénio intra-neuronal e de células perineurais que exprimem o transportador de glicose de classe 1 (GLUT-1) [50]. O tamanho utilizado para definir a hiperplasia foi o mesmo que na zona doente, i.. 40 μm. O tamanho dos fios nervosos hiperplásicos na zona de transição variou de 12 a 64 μm, com uma média de 30 μm, que é inferior à média de 40 μm observada na zona doente, com uma diferença significativa [44]. Este facto está de acordo com outros estudos, que concluem que a hiperplasia nervosa tende a desaparecer à medida que se aproxima da zona sã [45].

A figura 18 resume o aparecimento dos GC e a regressão da hiperplasia das redes nervosas.

ao longo da zona de transição.

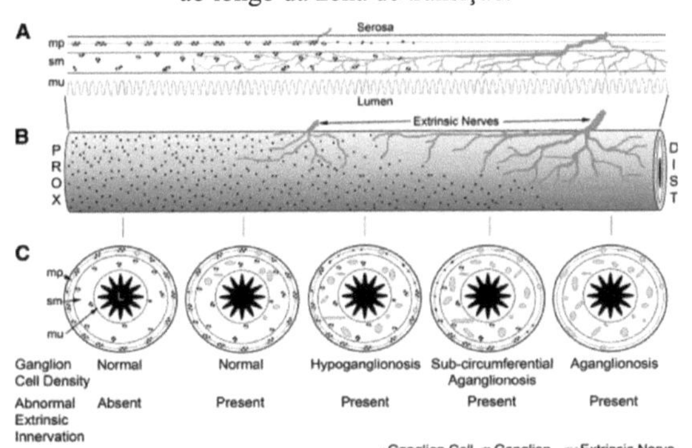

Figura 18: Diagrama da zona de transição ilustrando a distribuição dos GC e da inervação extrínseca desde o cólon proximal até ao segmento agangliónico distal [50].

(A) Secção longitudinal de toda a parede do cólon, ao longo da zona de transição.

(C) Secções transversais em diferentes locais ao longo do segmento do intestino ilustrado em (B) para mostrar a natureza circunferencial e parcial da distribuição de GC e hiperplasia dos fios nervosos extrínsecos ao longo da zona de transição.

8.3.3.3. Outros critérios

A presença de GCs por si só na zona de transição não implica uma inervação normal e, portanto, não permite um retorno à função motora adequada do cólon [53]. Outras lesões histológicas estão associadas, incluindo a gangliosclerose, que é definida por fibrose hialina densa que envolve e disseca os fios nervosos dos plexos de Auerbach (Figura 19) [51]. Este é o sinal mais frequentemente relatado nos vários estudos da zona de transição [45,48,50,51]. Na série de Kapur, a gangliosclerose foi mais frequente em crianças mais velhas. No entanto, este sinal não é específico da DH, uma vez que foi observado em áreas distendidas do cólon, colhidas em amostras de doentes com miopatia do cólon [45,51]. Outros critérios histológicos que podem ajudar a identificar a zona de transição incluem a hiepreosinofilia ao redor dos plexos de Auerbach e a rutura das células intersticiais e neurotransmissores de Cajal. No entanto, a maioria destes critérios não são específicos e são inconsistentes na zona de transição [51].

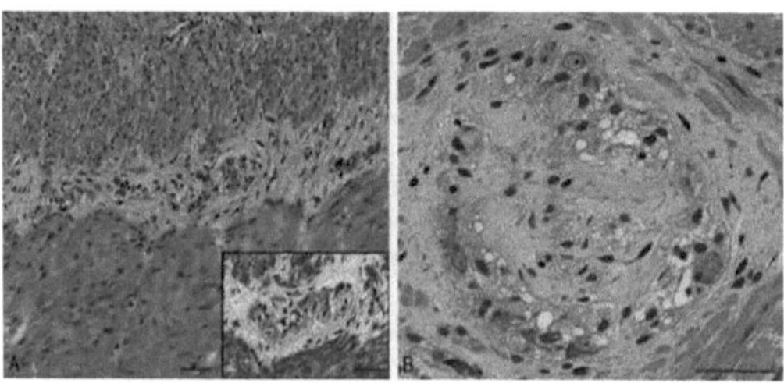

Figura 19: Gangliosclerose

*(A)*Filete do nervo meyentérico rodeado por uma fibrose expansiva melhor visualizada através da coloração com Tricrómio de Masson.

*(B)*Gangliosclerose mais avançada com fibrose dissecante das redes nervosas [51].

8.3.4. ESTUDO HISTOPATOLOGICO DE LAMINAS DE HEMATEINA E EOSINA DE BIOPSIAS RETIRADAS DE AREAS DOENTES

A ausência de CG é essencial para confirmar o diagnóstico de HD. Esse sinal foi observado em 100% das biópsias pré-operatórias e em 88,6% das biópsias intra-operatórias realizadas na APM. A hiperplasia do nervo é o único sinal positivo para o diagnóstico de HD [44]. Em nosso estudo, os fios nervosos da APM estavam hiperplásicos em 100% das biópsias pré-operatórias e em 79% das biópsias extemporâneas. A hiperplasia do nervo tende a desaparecer à medida que se aproxima da zona saudável [45]. O número de fios nervosos hiperplásicos necessários para o diagnóstico de DH ainda é debatido. Enquanto alguns autores aceitam a hiperplasia nervosa na presença de uma única malha hiperplásica, outros exigem duas [45,51]. Nas formas extensas, a hiperplasia nervosa é menos frequente, tanto na zona de transição como na zona doente [51].

8.4. EXAME EXTEMPORANEO

O exame extemporâneo é essencial no tratamento da DH. Pode ser efectuado em duas circunstâncias:

- Estabelecimento do diagnóstico de HM [51]
- Identificação da zona saudável durante a ressecção endoanal [3].

As biópsias circunferenciais são cada vez mais recomendadas [45,51]. No nosso estudo, 75% da nossa população tinha sido submetida a um exame extemporâneo, com uma taxa de concordância com o exame definitivo de 98%. Apenas um caso discordante foi registado numa menina de 8 anos de idade. Num caso, o resultado foi tardio. A taxa de discrepância entre o resultado extemporâneo e o resultado definitivo no nosso estudo é semelhante à relatada na literatura, onde a taxa varia entre 1 e 3% [42,46]. Os erros ocorrem mais frequentemente em neonatos e em biópsias realizadas para fins diagnósticos [42,52]. A taxa de concordância foi de 67% para biópsias diagnósticas e 87% para todas as biópsias combinadas [52]. As discrepâncias são explicadas por artefactos de criopreservação, pela natureza superficial das biopsias, pela imaturidade dos GC e por erros de interpretação cometidos por patologistas inexperientes [42]. O estudo da atividade da acetilcolinesterase na sua forma acelerada pode melhorar a especificidade do exame extemporâneo [51]. No estudo de Katayoun et al, as consequências das discrepâncias durante os exames extemporâneos foram clinicamente significativas em 1,5% dos casos [51]. O caso de discrepância observado no nosso estudo levou a uma cirurgia de urgência devido ao reaparecimento de uma síndroma oclusiva. As consequências clínicas são ainda mais graves quando o exame extemporâneo é efectuado com fins diagnósticos [42]. Assim, não se recomenda a realização de exames extemporâneos para fins diagnósticos [52].

9. ESTUDO IMUNOHISTOQUIMICO COM ANTICORPO ANTI-CALRETININA

9.1. CALRETININA

A calretinina é uma proteína dependente da vitamina D que se liga e amortece o cálcio nas fibras nervosas. A sua ausência leva à acumulação de cálcio nas células intra-citoplasmáticas, resultando em hiperexcitabilidade e degeneração celular [14]. É expressa fisiologicamente em várias células de tecidos humanos, nomeadamente no sistema nervoso central e periférico (neurónios, células de Purkinje e astrócitos), nas células luteinizadas do ovário, nas células de Leydig e no córtex suprarrenal [53]. Em 2004, Barschak et al. associaram a perda de expressão da calretinina à ausência de CG, uma lesão caraterística da DH [15]. A sua utilização para fins de diagnóstico na DH tem sido, desde então, objeto de numerosos estudos [14,37,44,49]. A imunomarcação com o anticorpo anti-calretinina resulta na positividade dos GC e das fibras nervosas intersticiais no córion, na muscularis mucosae e na submucosa [7,13,14]. No nosso estudo, foi observada uma marcação idêntica em todas as biópsias retiradas de áreas saudáveis em doentes com e sem DH.

9.1.1. PERFIL DE EXPRESSÃO DA CALRETININA NA ZONA SAUDAVEL

9.1.1.1. Expressão da calretinina pelas células ganglionares

O anticorpo anti-calretinina é o anticorpo mais utilizado nos laboratórios de gastroenterologia pediátrica [7,13,14].

A expressão da calretinina nos GCs resulta numa deposição cromogénica nuclear e citoplasmática [15]. Este tipo de marcação foi observado no nosso estudo em todos os casos em que os GC foram positivos. Na maioria dos estudos [10,12,38,44], a expressão da calretinina pelos GCs é observada em 100% das biópsias rectais retiradas de doentes sem DH. Para Holland et al, os GCs expressaram a calretinina em apenas 16/23 das biópsias efectuadas em áreas saudáveis (70%). No nosso estudo, foram marcados em 88% das amostras colhidas em ZPEs. A ausência de marcação pode simplesmente refletir a ausência de GCs ao nível da secção estudada. Nas últimas recomendações publicadas em 2009, a Sociedade Internacional de Gastrenterologia introduziu o estudo imunohistoquímico com o anticorpo anti-calretinina como um dos meios de diagnóstico da DH, mas manteve apenas a marcação dos GC como único critério de positividade deste teste imunohistoquímico [13]. A avaliação da positividade dos GC apenas pela calretinina, como critério de diagnóstico, tal como sugerido pelas recomendações de 2009, não ofereceria, por conseguinte, qualquer vantagem em relação ao exame histológico com hemateína-eosina.

9.1.1.2. Expressão da calretinina nas redes nervosas

A marcação associada dos fios nervosos, plexos de Meissner e de Auerbach, foi observada no nosso estudo. Isto também foi observado em todas as biópsias rectais GC-positivas noutros estudos [14,54]. A expressão de calretinina pelos fios nervosos é comum a áreas doentes, de transição e saudáveis [10,14]. O valor diagnóstico desta marcação é por isso muito controverso, embora alguns autores considerem esta positividade como um critério suficiente para eliminar o diagnóstico de HM [10,35]. Para Kapur et al, essa positividade é observada em redes nervosas extrínsecas e, portanto, não deve ser incluída como critério de avaliação na HD [7].

9.1.1.3. Expressão da calretina nas fibras nervosas intersticiais

A calretinina é expressa por fibras nervosas intersticiais no córion, na túnica muscular da mucosa e na submucosa [55]. A marcação intersticial das fibras nervosas com anticorpos anti-calretinina é observada em amostras colhidas em áreas saudáveis de indivíduos com DH. Isso é idêntico ao observado em indivíduos sem DH [6,10,43,53]. A expressão da calretinina pelas fibras nervosas intersticiais foi observada em vários estudos [14,36,37,54,55,55]. Observa-se mesmo a ausência de CG em as redes nervosas [54,55]. No nosso estudo, as fibras nervosas intersticiais foram observadas em 91% das amostras colhidas [14,36] em ZPEs. A prevalência desta positividade nos vários estudos varia de 83 a 100% [14,36]. No entanto, a marcação das fibras nervosas intersticiais não é constante em todas as camadas da parede do cólon. Para Haradifar et al, estas fibras foram mais frequentemente observadas na submucosa (100%), depois na mucosa muscular (90%) e, por fim, no córion (70%) em 50 biópsias rectais efectuadas em zonas saudáveis [36].

No nosso estudo, a marcação foi mais frequente no córion e na muscularis mucosae (91%) do que na submucosa (87%). Os nossos resultados são consistentes com os de Yang et al. que observaram uma marcação consistente das fibras nervosas intersticiais no córion e na muscularis mucosae em 20 biopsias rectais de doentes sem DH [37].

A positividade das fibras nervosas intersticiais no córion é essencial, particularmente em biópsias rectais pré-operatórias superficiais que apenas incluem a mucosa. Isto tornaria possível destacar a inervação do córion e da muscularis mucosae sem necessariamente objetivar o GC da submucosa [11]. Isto reduziria o número de biópsias inconclusivas e as complicações de biópsias repetidas. De facto, num estudo inicial de 17 biopsias consideradas inadequadas devido à falta de submucosa, o diagnóstico de HM foi invalidado pela positividade das fibras nervosas intersticiais no córion, em concordância com o resultado de uma nova biopsia [11]. A marcação com o anticorpo anti-calretinina permitiu invalidar o diagnóstico de HM em 4 casos de falsos positivos, cujo diagnóstico inicial tinha sido feito com base no estudo histológico com hemateína-eosina em associação com o ensaio imunoenzimático da atividade da acetilcolinesterase e o estudo imunohistoquímico com a proteína S100 e a enolase específica dos neurónios (NSE) [4,12,14].

No entanto, todos estes estudos foram realizados com uma pequena amostra de amostras. No nosso estudo, todas as biópsias recebidas foram biópsias cirúrgicas. A avaliação do valor da calretinina em biópsias superficiais do reto com pinças de Noblett não se baseou numa amostra grande. No entanto, a elevada prevalência de positividade das fibras nervosas intersticiais no córion (91%) na ZPS sugere bons resultados se a pinça Noblett for introduzida no departamento de cirurgia pediátrica do Hospital Habib Thameur. A intensidade da marcação das fibras nervosas intersticiais pelo anticorpo anti-calretinina foi elevada na maioria dos estudos [10,44,55]. Outros estudos mostraram uma intensidade de marcação fraca a moderada [12,14]. A marcação fraca e descontínua das fibras nervosas intersticiais foi suficiente para excluir o diagnóstico de HM em alguns estudos. No entanto, este facto está associado a uma taxa mais elevada de discordância entre observadores e de falsos positivos

[12,14].

No estudo de Holland et al., a prevalência de fibras nervosas intersticiais marcadas aumentou de 83% para 100% após a releitura das lâminas e a concertação colegial dos casos que apresentavam uma baixa positividade das fibras nervosas intersticiais e que eram, por conseguinte, a fonte de falsos positivos [14].

9.1.2. EXPRESSÃO DA CALRETNINA NA ZONA DE TRANSIÇÃO

Poucos estudos avaliaram a expressão da calretinina na zona de transição. A maioria dos estudos efectuados foi retrospetiva e envolveu amostras de pequena dimensão. Os métodos utilizados para selecionar amostras da zona de transição nem sempre foram especificados [51,55]. A falta de interesse no estudo dos anticorpos anti-calretinina na zona de transição pode ser explicada pela inaplicabilidade de estudos imunohistoquímicos em exames extemporâneos. Como resultado, sua expressão na zona de transição ainda é pouco definida.

Das 16 amostras colhidas na zona de transição e incluídas no nosso estudo imunohistoquímico, a expressão da calretinina mostrou a presença de fibras nervosas intersticiais e do CG em 63% dos casos (10/16 amostras). Para Kannaiyan et al., a expressão da calretinina na zona de transição foi observada em 83,2% dos GC e em 91,6% das redes nervosas hiperplásicas. A marcação das fibras nervosas intersticiais com o anticorpo anti-calretinina não foi descrita neste estudo [56].

A expressão da calretinina na zona de transição foi a seguinte: as fibras nervosas intersticiais da mucosa aparecem primeiro, seguidas pelas CG dos plexos de Meissner e depois as dos plexos de Auerbach [10,15,44,54-56,56,57]. No entanto, estes dados não são fiáveis, dada a pequena dimensão das amostras estudadas.

9.1.3. EXPRESSÃO DA CALRETNINA EM AREAS DOENTES

Os nossos resultados mostraram uma ausência completa de marcação de anticorpos anti-calretinina ao nível da zona doente em 96% das amostras para GC e em 93% das amostras para fibras nervosas intersticiais em doentes com HM. Foi observada marcação de GC nos APMs de 2 doentes com DH (4%). As fibras nervosas intersticiais foram marcadas em 3 biópsias (7%). Os resultados observados durante o estudo imuno-histoquímico com o anticorpo anti-calretinina em biópsias efectuadas na APM foram semelhantes a muitos estudos encontrados na literatura [10,15,44,54-56,56,57]. Não há marcação de anticorpos anti-calretinina em biópsias do cólon para qualquer tipo de amostra colhida numa área doente

[6,53]. As células mesoteliais ou os mastócitos são as únicas células que podem ser marcadas na zona doente num indivíduo com DH. Neste último caso, esta positividade é apenas citoplasmática e não deve ser confundida com a marcação de fibras nervosas intersticiais ou CGs, servindo como um controlo interno [14]. A ausência de marcação de fibras nervosas intersticiais é considerada um indicador de aganglionose [15]. O desaparecimento da marcação das fibras nervosas intersticiais diz respeito tanto à submucosa como à muscularis mucosa e ao córion, e a sua prevalência é muito elevada em amostras colhidas em áreas doentes de doentes com DH. Vários autores relataram uma ausência de 100% de marcação destas fibras em biopsias rectais de doentes com DH [10,12]. Este critério seria, por conseguinte, tão sensível como a ausência de CG, e seria particularmente útil em biopsias superficiais. Tem havido pouca avaliação da especificidade deste sinal. Embora Holland et al. considerem este sinal patognomónico da DH [14], outros autores também o relataram nas áreas espásticas de 45 casos de doença crónica obstrutiva intestinal que não a DH, nomeadamente neuroganglioматose e displasia neuronal intestinal [58]. Os resultados relativos à marcação dos fios nervosos hiperplásicos pelo anticorpo anti-calretinina são contraditórios na literatura [14]. No entanto, as amostras estudadas eram frequentemente pequenas e o número de casos positivos era baixo.

10. ESTUDO DO DESEMPENHO DIAGNOSTICO DO ESTUDO IMUNOHISTOQUIMICO COM O ANTICORPO ANTI-CALRETININA

O exame patológico das biópsias rectais é uma pedra angular do diagnóstico da DH. No entanto, a avaliação destas biópsias por exame histológico com hemateína-eosina está repleta de dificuldades de interpretação devido à imaturidade do CG em bebés prematuros e à natureza superficial de algumas biópsias. Representa também um constrangimento em termos de tempo real devido aos vários níveis de seccionamento necessários. O estudo da atividade da acetilcolinesterase é uma ajuda inegável no diagnóstico da HM, com uma especificidade próxima dos 100% [10,54-57]. No entanto, a sua utilização continua a ser monopólio de alguns centros especializados devido aos obstáculos técnicos e às dificuldades de interpretação deste método. Nas últimas duas décadas, muitos autores têm apostado no estudo imunohistoquímico de biópsias rectais como uma possível solução [15,55,57].

No nosso estudo, a sensibilidade, a especificidade, o valor preditivo positivo e o valor preditivo negativo do anticorpo anti-calretinina no diagnóstico da DH foram de 93%, 100%, 100% e 70%, respetivamente, com boa concordância (K=0,791). Registou-se um total de 3 falsos negativos. Não foram observados falsos positivos no nosso estudo.

Os nossos resultados estão em consonância com os da literatura [10,14,55,56]. Alguns estudos mostram que a calretinina é mais específica do que sensível. A especificidade varia de 80 a 100%, enquanto a sensibilidade varia de 78 a 100% [10,14,44,55,56]. Nos vários estudos efectuados, o teste de diagnóstico de referência utilizado variou e o número de amostras colhidas foi frequentemente limitado. Alguns estudos utilizaram o ensaio de imunoabsorção enzimática da acetilcolinesterase como teste de diagnóstico de referência [38,54,59], enquanto outros utilizaram um estudo histológico com hemateína-eosina [37] ou ambos. No nosso estudo, o método de diagnóstico de referência foi a histopatologia padrão com hemateína e eosina. Yang et al procuraram comparar o desempenho de diagnóstico do anticorpo anti-calretinina com o do estudo histológico com hemateína-eosina. O seu estudo envolveu 52 biópsias rectais superficiais realizadas com pinças Noblett, 37 das quais foram realizadas em doentes com HM. A discordância entre o estudo histológico padrão e o estudo imunohistoquímico foi observada em 11 casos (21,1%). Estes corresponderam a 11 resultados falsos positivos, estabelecidos no estudo histopatológico com hemateína-eosina e que conduziram a duas operações desnecessárias. O diagnóstico foi rectificado graças ao anticorpo anti-calretinina em todos os casos [37].

Barschak et al. observaram uma concordância diagnóstica perfeita do anticorpo anti-calretinina com o exame histopatológico utilizando hemateína-eosina. O material incluía tanto biópsias superficiais do reto como amostras de ressecção. No entanto, a população do estudo era pequena [15].

Resultados semelhantes foram observados por Hiradfar et al. em 30 biópsias retiradas de zonas saudáveis e 30 biópsias de zonas doentes, com uma especificidade de 100% e uma sensibilidade de 93,3% [36].

Para Hollande et al, a associação entre a expressão da calretinina e a presença ou ausência de doença foi significativa ($p<.0001$). A sensibilidade foi de 100% e a especificidade de 83%. Neste estudo, o diagnóstico só foi efectuado se houvesse uma concordância perfeita entre 3 leitores, o que explica a baixa especificidade observada [14].

O desempenho de diagnóstico do anticorpo anti-calretinina observado nos diferentes estudos foi elevado, independentemente do nível de experiência dos patologistas. Contudo, foi frequentemente observada uma ligeira diminuição deste desempenho em patologistas jovens [15,60]. As principais causas de falsos-negativos na imunohistoquímica do anticorpo anti-calretinina relatadas na literatura foram formas curtas de HM, que podem mostrar a marcação de fibras nervosas intersticiais no córion, marcação fraca e granular de determinados fios nervosos hiperplásicos e problemas técnicos, como o derrame de anticorpos [10,60-62]. Um dos 3 falsos negativos no nosso estudo era uma forma curta de HM. Os 3 falsos negativos no nosso estudo mostraram a marcação com anticorpos anti-calretinina de CGs e fibras nervosas intersticiais em dois casos e apenas a marcação de fibras nervosas intersticiais num caso. Estes falsos negativos poderiam ser explicados pela amostragem na zona de transição. Os falsos positivos observados na literatura foram associados a uma expressão alterada da calretinina em biópsias criofixadas [10,61]. Este facto foi, de facto, relatado em alguns estudos sobre amostras que foram criofixadas. Estes autores analisaram a fiabilidade da calretinina e das proteínas associadas aos microtúbulos do tipo 2 (MAP-2) em amostras embebidas em parafina após exame extemporâneo. Foram recolhidas retrospetivamente 17 biópsias de áreas saudáveis, resultando em 6 biópsias positivas e 7 inconclusivas após estudo imunohistoquímico com anticorpo anti-calretinina. A imunomarcação com MAP-2 foi preservada. Esta diferença continua por explicar [37]. O grau de fixação das amostras é uma hipótese que continua a ser explorada. Embora a calretinina tenha um melhor desempenho de diagnóstico do que o exame histológico padrão com hemateína-eosina, a comparação do desempenho de diagnóstico da calretinina e da acetilcolinesterase é mais heterogénea. O ensaio de imunoabsorção enzimática com acetilcolinesterase apresentou uma melhor concordância de diagnóstico, estimada em 93,5%, em comparação com apenas 90,5% para o anticorpo anti-calretinina. No entanto, a sensibilidade da calretinina foi muito superior, estimada em 100%. A calretinina foi capaz de estabelecer o diagnóstico de HM em todos os casos inconclusivos e falsos negativos encontrados com a acetilcolinesterase. A sensibilidade e especificidade obtidas após a combinação destes dois métodos foi de 100% [35]. Num outro estudo, o desempenho diagnóstico do anticorpo anti-calretinina foi comparado com o dos métodos padrão, combinando um estudo histológico com hemateína-eosina e um estudo da atividade da acetilcolinesterase. A calretinina foi utilizada para estabelecer o diagnóstico correto em todos os casos. Não se registaram falsos positivos. Apenas foi registado um falso negativo devido a um baixo nível de positividade da rede nervosa hiperplásica. A taxa de concordância do anticorpo anti-calretinina com o seguimento pós-operatório foi elevada, ao passo que a concordância com o método de diagnóstico padrão utilizando a acetilcolinesterase e a hemateína-eosina foi apenas boa [10].

Para além de ser mais sensível do que a acetilcolinesterase, a calretinina demonstrou em vários estudos ser um método de diagnóstico mais reprodutível. A reprodutibilidade inter-observador do anticorpo anti-calretinina é melhor do que a da acetilcolinesterase [41].

O desempenho diagnóstico do anticorpo anti-calretinina, a sua acessibilidade e a sua utilização comum noutras patologias levaram muitos laboratórios a abandonar o método imunoenzimático da acetilcolinesterase [53]. luz deste trabalho, as biopsias pré-operatórias são o método de diagnóstico de referência para a DH. Estas devem cumprir as normas de qualidade estabelecidas pela Sociedade Internacional de Gastroenterologia em 2009. O estudo imunohistoquímico com anticorpos anti-calretinina é um método de diagnóstico com sensibilidade, especificidade e elevada reprodutibilidade. A marcação das fibras nervosas intersticiais é um critério fiável e é particularmente útil nas biópsias superficiais do reto. Os falsos negativos estão associados a formas curtas de HM ou a uma marcação de baixa intensidade das fibras nervosas intersticiais. Os falsos positivos estão associados a uma expressão antigénica alterada da calretinina. Por conseguinte, recomendamos a utilização sistemática de um estudo imunohistoquímico com anticorpos anti-calretinina na ausência de visualizadores de CG, em vez de um estudo histopatológico com hemateína-eosina no caso de complicações terapêuticas graves nesta doença.

CONCLUSÕES

A HM é uma doença congénita definida pela ausência de CG ao nível dos plexos de Auerbach e de Meissner numa parte mais ou menos extensa do tubo digestivo. Trata-se de uma doença rara, com um início neonatal e uma taxa de mortalidade de 3%. O exame histopatológico com hemateína-eosina é essencial para diagnosticar esta doença e identificar a sua extensão. Na Tunísia, é o único método de diagnóstico disponível nos nossos laboratórios de Anatomia Patológica e Citologia. Nos centros de referência ocidentais, é combinada com ensaios de imunoabsorção enzimática da atividade da acetilcolinesterase para compensar a sua sensibilidade, que varia entre 74% e 95%, os resultados em 17% dos casos e os atrasos no diagnóstico devido a limitações técnicas que exigem vários níveis de seccionamento. Atualmente, estão a ser realizados vários estudos sobre os biomarcadores da DH, nomeadamente sobre a calretinina, uma proteína dependente da vitamina D que se liga e tampona o cálcio intracelular e que é um dos marcadores do sistema nervoso entérico.

O objetivo deste estudo foi avaliar o desempenho diagnóstico do anticorpo anti-calretinina em amostras de biópsia colhidas em casos de suspeita de HM.

Realizámos um estudo retrospetivo de todas as biópsias enviadas para o Departamento de Anatomia Patológica e Citologia do Hospital Habib Thameur por suspeita de HM durante um período de 22 anos (entre 1995 e 2017). Começámos por reler as biópsias, tendo em conta a área de amostragem. Os resultados da releitura foram utilizados como teste de referência para estudar o desempenho diagnóstico do anticorpo anti-calretinina. A marcação dos GC e/ou das fibras nervosas intersticiais presentes no córion, na muscularis mucosae ou na submucosa pelo anticorpo anti-calretinina foi mantida como critério de positividade.

Foram recolhidas 143 amostras. Estas amostras foram divididas em 38 biópsias pré-operatórias e 105 biópsias intra-operatórias para exame extemporâneo. Todas as biopsias pré-operatórias foram cirúrgicas, efectuadas sob anestesia geral devido à indisponibilidade de pinças Noblett no departamento de cirurgia pediátrica do Hospital Habib Thameur. Embora as biópsias superficiais do reto estejam associadas a uma baixa taxa de complicações, da ordem dos 0,2%, são responsáveis por 17% de resultados inconclusivos devido ao pequeno tamanho das amostras, que são colhidas apenas da mucosa e da submucosa. É a técnica diagnóstica gold standard, com evidência diagnóstica de nível C na taxonomia de recomendações, sujeita ao cumprimento das recomendações da Sociedade Internacional de Gastrenterologia, que estipulam a realização de duas biópsias de 3 mm cada, incluindo a mucosa e submucosa a mais de 3 cm da margem anal, e posterior inclusão correta em parafina. No nosso estudo, apesar de todas as biópsias terem sido cirúrgicas, apenas 76% das biópsias pré-operatórias e 89% das biópsias intra-operatórias para exame extemporâneo envolveram toda a parede do cólon. Em 3% dos casos, apenas a mucosa e a submucosa estavam presentes, provavelmente devido a uma má orientação da amostra antes da inclusão em parafina e a um número reduzido de níveis de secção.

O exame histológico com hemateína-eosina é o método de diagnóstico de referência. No entanto, o seu desempenho diagnóstico é controverso e depende essencialmente do número de cortes efectuados. A exatidão diagnóstica do estudo da hemateína-eosina varia entre 78,3 e 95%. A combinação da histologia da hemateína-eosina com o ensaio imunoenzimático da acetilcolinesterase ou a imunohistoquímica aumenta a exatidão do diagnóstico para 99,7%. No nosso estudo, 87% das biopsias pré-operatórias foram examinadas num único nível de corte. O número de níveis de corte na literatura variou de um centro de referência para outro, sendo que apenas 33/88 centros efectuaram mais do que um nível de corte por amostra. O Comité Internacional de Gastroenterologia recomenda atualmente a realização e análise inicial de 50 a 75 níveis de corte e a repetição de outros níveis se não forem identificados GC.

A taxa de discordância entre os resultados do exame extemporâneo e do exame final foi de 2%. Esta taxa variou de 1 a 3% na literatura. As discrepâncias observadas foram explicadas por artefactos de criopreservação, pela natureza superficial das biópsias, pela imaturidade dos GC e por erros de interpretação cometidos por patologistas inexperientes.

Os resultados da releitura foram consistentes em todos os casos com os resultados iniciais relativos à presença de GC, tanto para as biópsias pré-operatórias como para as intra-operatórias. A discordância na avaliação da hiperplasia da rede nervosa foi observada em 7 casos (7%) para as biopsias intra-operatórias. As biópsias efectuadas na APM em doentes com HM mostraram uma ausência total de GC em todas as biópsias pré-operatórias e em 97% (34/35 casos) das biópsias intra-operatórias analisadas durante o exame extemporâneo. Os fios nervosos eram hiperplásicos na ZPM em todas as biópsias pré-operatórias, em 79% das biópsias intra-operatórias e em 68% das biópsias efectuadas durante o exame extemporâneo. ZPT. Na literatura, os fios nervosos são considerados hiperplásicos a partir de um tamanho de 40 μm. A hiperplasia do nervo tende a diminuir à medida que se aproxima da zona sã e é menos frequentemente observada nas formas extensas. Muito poucos estudos examinaram a prevalência, a sensibilidade e a especificidade da hiperplasia nervosa no diagnóstico da DH, particularmente na zona de transição. A identificação da zona de transição durante o exame extemporâneo é, no entanto, essencial para evitar a persistência de perturbações graves do cólon, que são observadas em 34,4% dos casos de ressecções realizadas na zona de transição ou na zona doente. As biopsias intra-operatórias circunferenciais do cólon são uma prática corrente em muitos centros de referência. O estudo histopatológico das biopsias circunferenciais intra-operatórias nas zonas de transição revelou a presença de zonas aganglionares em pelo menos 1/8 da circunferência do cólon. O estudo imunohistoquímico com o anticorpo anti-calretinina envolveu 110 biópsias pertencentes a 68 doentes, 60 dos quais eram portadores de HM.

O estudo imunohistoquímico efectuado nas ZPEs mostrou uma coloração idêntica à observada nos doentes sem HM nas biópsias efectuadas nas ZPEs. Esta marcação apresentou-se sob a forma de um depósito cromogénico castanho, tanto citoplasmático como nuclear, nos GC e de uma marcação granular das fibras nervosas intersticiais. Estava constantemente associada à marcação dos fios nervosos. A prevalência de GC com expressão de calretinina na literatura variava entre 70 e 100%. A ausência de marcação pode simplesmente refletir a ausência de GC ao nível do corte examinado. A marcação das fibras nervosas intersticiais varia de 80 a 100%. Este facto é independente do nível de corte. No nosso estudo, tal como na literatura, estas foram mais frequentemente observadas no córion e na muscularis mucosae. Os nossos resultados mostraram uma ausência total da expressão da calretinina pelos GCs na área doente em 96% das amostras e pelas fibras nervosas intersticiais em 93% das amostras colhidas em doentes com DH. Os estudos que utilizam o anticorpo anti-calretinina mostram consistentemente a ausência de qualquer marcação em qualquer amostra colhida na área doente. Os mastócitos e as células mesoteliais estão entre as únicas células que podem ser marcadas na zona doente de um indivíduo com DH. A ausência de marcação das fibras nervosas intersticiais foi considerada por vários autores como um indicador de aganglionose. A avaliação, como critério de diagnóstico, da expressão isolada da calretinina pelos GC, tal como sugerido pelas diretrizes de 2009 da Sociedade Internacional de Gastroenterologia, não oferece mais vantagens do que o exame histológico padrão com hemateína-eosina. Na literatura, o desaparecimento da marcação das fibras nervosas intersticiais diz respeito à submucosa, à muscularis mucosa e ao córion, e é observado em até 100% das biopsias rectais de doentes com DH. A ausência de marcação das fibras nervosas intersticiais seria particularmente importante durante o exame de biopsias rectais superficiais.

Na literatura, os resultados relativos à marcação das redes nervosas são contraditórios. De facto, isto é observado em áreas doentes, áreas saudáveis e áreas de transição. Alguns autores consideram que as redes nervosas extrínsecas também expressam calretinina e, por isso, não devem ser incluídas nos critérios de avaliação da DH. No nosso estudo, a sensibilidade, a especificidade, o valor preditivo positivo e o valor preditivo negativo da calretinina no diagnóstico da DH foram de 93%, 100%, 100% e 70%, respetivamente, com boa concordância (K=0,791). A calretinina é mais específica do que sensível, com uma especificidade que varia de 95 a 100% e uma sensibilidade de 78 a 97,6%. A revisão da literatura mostra um melhor desempenho de diagnóstico do anticorpo anti-calretinina em comparação com a coloração de hemateína-eosina. No entanto, a comparação entre o desempenho de diagnóstico do anticorpo anti-calretinina e o ensaio imunoenzimático da acetilcolinesterase é mais heterogénea. Para alguns autores, o ensaio de imunoabsorção enzimática da acetilcolinesterase tem melhor especificidade do que a calretinina, estimada em 93,5% em comparação com 90,5% para a calretinina. No entanto, a sensibilidade da calretinina foi muito superior, estimada em 100%. A calretinina foi capaz de estabelecer o diagnóstico de HM em todas as biópsias com resultados inconclusivos durante o ensaio de imunoabsorção enzimática da acetilcolinesterase. A sensibilidade e especificidade obtidas pela combinação destes dois métodos foi de 100%. Foi identificado um total de três falsos negativos. Não foram registados falsos positivos utilizando os resultados do estudo histológico da hemateína-eosina como teste de diagnóstico de referência. As causas de falsos negativos referidas na literatura são as formas curtas de HM que podem mostrar a presença de fibras nervosas intersticiais no córion, a marcação fraca e granular de certas redes nervosas hiperplásicas e problemas técnicos como o extravasamento de anticorpos. Os falsos negativos observados no nosso estudo poderiam ser explicados pela amostragem na zona de transição. Um defeito É possível que o teste de hemateína-eosina tenha sido realizado num único nível de secção. No entanto, a boa evolução clínica observada e a presença de margens patológicas e saudáveis na peça cirúrgica contradizem esta hipótese. Os falsos positivos observados na literatura são explicados por uma alteração na expressão da calretinina em biópsias criopreservadas. A natureza retrospetiva do nosso estudo, o pequeno tamanho da amostra e a ausência de biópsias foram as principais limitações do nosso estudo. As biópsias pré-operatórias são o método de diagnóstico de referência para a DH. Estas devem cumprir os padrões de qualidade estabelecidos pela Sociedade Internacional de Gastroenterologia em 2009. Ao contrário da marcação das fibras nervosas, a marcação das fibras nervosas intersticiais é um critério fiável e suficiente para a positividade do anticorpo anti-calretinina. A utilização sistemática de um estudo imunohistoquímico com anticorpo anti-calretinina na ausência de visualização do GC no estudo histopatológico com hemateína-eosina é uma alternativa razoável, dadas as graves implicações terapêuticas desta doença.

REFERÊNCIAS

[1]Martucciello G. Doença de Hirschsprung, um dos diagnósticos mais difíceis em cirurgia pediátrica: uma revisão dos problemas da prática clínica à bancada. Eur J Pediatr Surg.2008;18(3):140-9.

[2]Löf Granström A. Wester T. Mortalidade em pacientes suecos com doença de Hirschsprung. Pediatr Surg Int. 2017; 33(11): 1177-81.

[3]Hervieux E. Lugar do exame extemporâneo na abordagem da forma reto-sigmoideia da doença de Hirschsprung. Faculdade de Medicina Henri Warembourg. 2013.

[4]Bhatnagar SN. Doença de Hirschsprung em recém-nascidos. J Neonatal Surg 2013;2(4): 51.

[5]Fkih A. Interesse da imagiologia no diagnóstico da doença de Hirschprung.Faculté de Medécine de Monastir 2014.

[6]Peyvasteh M, Askapour S, Ostadian N, Moghimi M-R, Javaherizadeh H. Acurácia diagnóstica dos achados do enema baritado na doença de Hirschsprung. Arq Bras Cir Dig 2016;29:155-8.

[7]Kapur RP. Patologia prática e genética da doença de Hirschsprung. Semin Pediatr Surg 2009;18(4):212-23.

[8]De Haro Jorge I, Palazón Bellver P, Julia Masip V, Saura García L, Ribalta Farres T, Cuadras Pallejà D, et al. Eficácia da calretinina e papel da idade no diagnóstico da doença de Hirschsprung. Pediatr Surg Int 2016;32:723-7.

[9]Pacheco MC, Bove KE. Variabilidade dos padrões de hiperinervação da acetilcolinesterase em amostras de biópsia por sucção rectal distal na doença de Hirschsprung. Pediatric and Developmental Pathology 2008;11:274-82.

[10]Guinard-Samuel V, Bonnard A, de Lagausie P, Philippe-Chomette P, Alberti C, El Ghoneimi A, et al. Calretinin immunohistochemistry: a simple and efficient tool to diagnose Hirschsprung disease. Mod Pathol. 2009;22:1379-84.

[11]Gonzalo DH, Plesec T. Doença de Hirschsprung e utilização de calretinina em biópsias de sucção rectal inadequadas. Arch Pathol Lab Med 2013;137:1099-102.

[12]Cinel L, Ceyran B, Güçlüer B. Imunohistoquímica da calretinina para o diagnóstico da doença de Hirschprung em biópsias rectais. Pathol Res Pract 2015;211:50-4.

[13] Knowles CH, de Giorgio R, Kapur RP, Bruder E, Farrugia G, Geboes K, et al. Gastrointestinal neuromuscular pathology: Diretrizes para técnicas histológicas e relatórios em nome do grupo de trabalho internacional gastro 2009. Ata Neuropathol 2009;118:271-301.

[14] Holland SK, Ramalingam P, Podolsky RH, Reid-Nicholson MD, Lee JR. Imunocoloração de calretinina como adjuvante no diagnóstico da doença de Hirschsprung. Anais de Patologia Diagnóstica 2011;15:323-8.

[15] Barshack I, Fridman E, Goldberg I, Chowers Y, Kopolovic J. A perda de expressão da calretinina indica aganglionose na doença de Hirschsprung. J Clin Pathol. 2004;57(7):712-6.

[16] Serafini S, Santos MM, Aoun Tannuri AC, Zerbini MCN, de Mendonça Coelho MC, de Oliveira Gonçalves J, et al. A coloração de hematoxilina-eosina em biópsias de mucosa retal e submucosa ainda é útil para o diagnóstico da doença de Hirschsprung.Diagn Pathol. 2017;12(1):84.

[17] Stocker S, Dehner L. Stocker and Dehner's Pediatric Pathology. 3ª edição Alphen aan den Rijn, Wolters kluwer, 2010.

[18] Harrison MW, Deltz DM, Campbell JR, Campbell TJ. Diagnosis and management of hirschsprung's disease. Am J Surg 1986;152:49-56.

[19] EL Ghouzi S. Doença de Hirschsprung em crianças mais velhas: cerca de 16 casos. Université Cadi Ayyad Faculté de Médécine et de Pharmacie Marrakech. 2013.

[20] Núñez-Ramos R, Fernández RM, González-Velasco M, Ruiz-Contreras J, Galán-Gómez E, Núñez-Núñez R, et al. Um sistema de pontuação para prever a gravidade da doença de Hirschsprung no diagnóstico e sua correlação com a genética molecular. Patologia Pediátrica e do Desenvolvimento 2017;20(1) 28-37.

[21] Ikeda K, Goto S. Diagnóstico e tratamento da doença de Hirschsprung no Japão: uma análise de 1628 pacientes. Ann Surg 1984;199:400-5.

[22] Weitzman JJ, Hanson BA, Brennan LP. Tratamento da doença de Hirschsprung com o procedimento de swenson. J Pediatr Surg 1972;7:157-62.

[23] Menezes M, Corbally M, Puri P. Resultados a longo prazo da função intestinal após tratamento da doença de Hirschsprung: uma revisão de 29 anos. Pediatr Surg Int 2006;22:987-90.

[24] Philippe-Chomette P, Peuchmaur M, Aigrain Y. Crianças com doença de Hirschsprung Diagnóstico e tratamento. Journal de Pédiatrie et de Puériculture 2008;21:1-12.

[25] Ellahya H. Doença de Hirschsprung em crianças mais velhas: A propos de 43 cas. Universidade Cadi Ayyad, Faculdade de Medicina e Farmácia, Marraquexe. 2011.

[26] Essghir A. Doença de Hirschsprung em adultos: 16 casos. Faculdade de Medicina de Monastir. 2010.

[27] Moore SW, Zaahl M. Aganglionose segmentar (aganglionose zonal ou lesões "skip") na doença de Hirschsprungs: relato de 2 casos invulgares. J Pediatr Surg 2013;5:495-500.

[28] Tlili S. Doença de Hirschsprung: Novidades terapêuticas: Cerca de 43 casos. Faculdade de Medicina de Tunis. 2013.

[29] Moore SW, Zaahl M. Aganglionose total do cólon e doença de Hirschsprung: uma revisão. J Pediatr Surg 2015;31:1-9.

[30] Ax SÖ, Arnbjörnsson E, Gisselsson-Nord D. A comparison of rectal suction and full Wall biopsy in Hirschsprung's disease. Surg Science 2014;05:15-9.

[31] Muise ED, Cowles RA. Biópsia rectal para a doença de Hirschsprung: Uma revisão das técnicas, patologia e complicações. World J Pediatr 2016;12(2):135-41.

[32] de Lorijn F, Kremer LCM, Reitsma JB, Benninga MA. Testes de diagnóstico na doença de Hirschsprung: Uma revisão sistemática. J Pediatr Gastroenterol Nutr 2006;42:496-505.

[33] de Lorijn F, Reitsma JB, Voskuijl WP, Aronson DC, ten Kate FJ, Smets AMJB, et al. Diagnosis of Hirschsprung's disease: a prospective, comparative accuracy study of common tests. J Pediatr 2005;146:787-92.

[34] Szylberg L, Marszalek A. Diagnóstico da doença de Hirschsprung com particular ênfase na histopatologia: uma revisão sistemática da literatura atual. Przeglad Gastroenterologiczny 2014;9:264-9.

[35] Jeong H, Jung HR, Hwang I, Kwon SY, Choe M, Kang YN, et al. Precisão do diagnóstico da combinação da histoquímica da acetilcolinesterase e da imunohistoquímica da calretinina em amostras de biopsia rectal na doença de Hirschsprung. Int J Surg Pathol. 2018;26(6):507- 13.

[36] Hiradfar M, Sharifi N, Khajedaluee M, Zabolinejad N, Taraz Jamshidi S. Imunohistoquímica da calretinina: uma ajuda no diagnóstico da doença de Hirschsprung. Iran J Basic Med Sci 2012;15:1053-9.

[37] Yang WI, Oh J-T. Imunohistoquímica de calretinina e proteína-2 associada a microtúbulos (MAP-2) no diagnóstico da doença de Hirschsprung. J Pediatr Surg

2013;48:2112-7.

[38] Jiang M, Li K, Li S, Yang L, Yang D, Zhang X, et al. Calretinina, S100 e gene da proteína produto 9.5 imunomarcação de biópsias de sucção rectal no diagnóstico da doença de Hirschsprung. Am J Transl Res 2016;8(7):3159-68.

[39] Setiadi JA, Dwihantoro A, Iskandar K, Heriyanto DS, Gunadi. A utilidade da coloração de hematoxilina e eosina em pacientes com suspeita de doença de Hirschsprung. BMC Surg. 2017;17(1):71.

[40] Karim S, Hession C, Marconi S, Gang DL, Otis CN. A identificação de células ganglionares na doença de Hirschsprung através da deteção imuno-histoquímica da oncoproteína ret. Am J Clin Pathol. 2006;126(1):49-54.

[41] Kapur RP, Raess PW, Hwang S, Winter C. Choline transporter immunohistochemistry: Um substituto eficaz da histoquímica da acetilcolinesterase para diagnosticar a doença de Hirschsprung com biópsias rectais fixadas em formalina e incluídas em parafina. Patologia Pediátrica e do Desenvolvimento. 2017;20(4):308-20.

[42] Shayan K, Smith C, Langer JC. Fiabilidade das secções congeladas intra-operatórias no tratamento da doença de Hirschsprung. J Pediatr Surg. 2004;39(9):1345-8.

[43] Burki T, Kiho L, Scheimberg I, Phelps S, Misra D, Ward H, et al. Obstrução intestinal funcional neonatal e presença de células ganglionares gravemente imaturas na biopsia rectal: 6 anos de experiência. Pediatr Surg Int 2011;27:487-90.

[44] Volpe A, Alaggio R, Midrio P, Iaria L, Gamba P. Calretinina, imunohistoquímica da b-tubulina e morfologia dos troncos nervosos submucosos na doença de Hirschsprung: possíveis aplicações na prática clínica. J Pediatr Gastroenterol Nutr 2013;57:780-7.

[45] Coe A, Collins MH, Lawal T, Louden E, Levitt MA, Peña A. Reoperação para a doença de Hirschsprung: patologia do trato distal problemático ressecado. Patologia Pediátrica e do Desenvolvimento 2012;15(1):30-8.

[46] Friedmacher F, Puri P. Aganglionose residual após a operação de pull-through para a doença de Hirschsprung: uma revisão sistemática e meta-análise. Pediatr Surg Int 2011;27:1053-57.

[47] Kapur RP, Kennedy AJ. Delineação histopatológica da zona de transição na doença de Hirschsprung de segmento curto. Patologia Pediátrica e do Desenvolvimento 2013;16:252-66.

[48] Ghose SI, Squire BR, Stringer MD, Batcup G, Crabbe DC. Doença de Hirschsprung:

problemas com o pull-through da zona de transição. J Pediatr Surg 2000;35(12):1805-9.

[49] Najjar S, Ahn S, Kasago I, Zuo C, Umrau K, Ainechi S, et al. Processamento de imagem e análise da coloração de calretinina da mucosa para definir a zona de transição em Hirschsprungd: um estudo piloto. Eur J Pediatr Surg2019;29(2):179-87.

[50] Kapur RP, Kennedy AJ. Zona de transição puxada: considerações de patologia cirúrgica. Pediatr Surg Int 2012;003-4.

[51] Kapur RP. Histologia da zona de transição na doença de Hirschsprung. Am J Surg Pathol 2016;40:1637-46.

[52] Maia DM. A fiabilidade do diagnóstico por secção de congelação na avaliação patológica de

Doença de Hirschsprung. Am J Surg Pathol. 2009;33(5):749-58.

[53] Lugli A, Forster Y, Haas P, Nocito A, Bucher C, Bissig H, et al. Calretinin expression in human normal and neoplastic tissues: a tissue microarray analysis on 5233 tissue samples. Hum Pathol. 2003;34:994-1000.

[54] Alexandrescu S, Rosenberg H, Tatevian N. Papel da coloração imunohistoquímica da calretinina na avaliação da doença de Hirschsprung: uma experiência institucional. Int J Clin Exp Pathol 2013;6:2955-61.

[55] Kapur RP, Reed RC, Finn LS, Patterson K, Johanson J, Rutledge JC. Calretinin immunohistochemistry versus acetylcholinesterase histochemistry in the evaluation of suction rectal biopsies for Hirschsprung disease. Pediatric and Developmental Pathology 2009;12:6-15.

[56] Kannaiyan L, Madabhushi S, Malleboyina R, Are NK, Reddy KR, Rao B. Imunohistoquímica da calretinina: Um novo método económico e fácil para o diagnóstico da doença de Hirschsprung. J Indian Assoc Pediatr Surg 2013;18(2):66-8.

[57] Morris MI, Soglio DB-D, Ouimet A, Aspirot A, Patey N. Um estudo da calretinina na patologia de Hirschsprung, particularmente na aganglionose colónica total. J de Pediat Surg 2013;48:1037-43.

[58] Wang S-Q, Zhu J, Wang Y, Zhao Z-B, Li X-Q, Li S-S, et al. Utilização da imunohistoquímica RET, Bcl-2 e CR no diagnóstico da doença de Hirschsprung e seus distúrbios aliados. Int J Clin Exp Pathol 2016;9(10):10390-97.

[59] De Arruda Lourenção PLT, Takegawa BK, Ortolan EVP, Terra SA, Rodrigues MAM.

Um painel útil para o diagnóstico da doença de Hirschsprung em biópsias retais: imunomarcação com calretinina e histoquímica da acetilcolinesterase. Anais de Patologia Diagnóstica 2013;17:352-6.

[60] Kacr A, Arikok AT, Azili MN, Ekberli Agirbas G, Tiryaki T. Imunohistoquímica da calretinina na doença de Hirschsprung: Um complemento ao diagnóstico baseado em formalina. Turk J Gastroenterol 2012;23(3):226-33.

[61] Kok Hing L, Wei Keat W, Tony Kiat L, Alwin Hwai Liang L, Shireen N, Kenneth Tou En CH. Diagnóstico primário da doença de Hirschsprung: imunohistoquímica da calretinina em biópsias de sucção rectal, com ênfase nas armadilhas de diagnóstico. World J Pathol 2014;3:14- 22.

[62] Chung PHY, Wong KKY, Tam PKH, Leung MWY, Chao NSY, Liu KKW, et al. Todos os pacientes com doença de Hirschsprung de segmento curto são iguais? Um estudo multicêntrico retrospetivo. Ped Surg Int 2018;34:47-53.

DIAGNÓSTICO DA DOENÇA DE HIRSCHSPRUNG: ESTUDO DO DESEMPENHO DIAGNÓSTICO DO ANTICORPO ANTI-CALRETININA

RESUMO

Introdução: *A doença de Hirschsprung (DH) é uma doença congénita rara, definida pela ausência de células ganglionares (CG) num segmento mais ou menos extenso do tubo digestivo. O seu diagnóstico na Tunísia baseia-se unicamente no estudo histopatológico com hemateína-eosina, que é uma técnica por vezes restritiva com uma sensibilidade que varia entre 74 e 90%. Atualmente, estão a ser realizados vários estudos sobre os biomarcadores da DH, nomeadamente sobre o anticorpo anti-calretinina.*

Objetivo: *Avaliar o desempenho diagnóstico do anticorpo anti-calretinina em amostras de biópsias efectuadas em casos de suspeita de HM.*

Métodos: *Este foi um estudo retrospetivo de todas as biópsias encaminhadas por suspeita de HM. Procedemos à releitura das lâminas para hemateína-eosina, cujos resultados foram utilizados como teste de diagnóstico de referência na avaliação do desempenho diagnóstico do anticorpo anti-calretinina.*

Resultados: *Foram incluídos 80 pacientes, 69 dos quais tinham HM. Todas as biopsias pré-operatórias foram cirúrgicas. Os resultados da releitura foram consistentes em todos os casos com os resultados iniciais no que respeita à presença de GC. A discordância na avaliação da hiperplasia da rede nervosa foi observada em 7 casos (7%). As biópsias efectuadas a partir de áreas presumivelmente doentes (APD) de doentes com HM mostraram uma ausência completa de GC em todas as biópsias pré-operatórias e em 97% (34/35 casos) das biópsias intra-operatórias. O estudo imunohistoquímico com o anticorpo anti-calretinina em biópsias realizadas na zona presumivelmente saudável (ZPS) mostrou depósitos cromogénicos castanhos, tanto citoplasmáticos como nucleares, nos GC e marcação granular das fibras nervosas intersticiais. A marcação dos fios nervosos estava constantemente associada. Esta coloração foi idêntica à observada em biópsias efectuadas em MPAs de doentes sem HM. Nas biópsias de APM, as fibras nervosas intersticiais expressaram mais frequentemente a calretinina (91%) do que os GC (89%). Nas biopsias de APM, os GC foram marcados em 2 biopsias, enquanto as fibras nervosas intersticiais foram marcadas em 3 biopsias (7,3%). A sensibilidade, a especificidade, o valor preditivo positivo e o valor preditivo negativo do anticorpo anti-calretinina foram de 93%, 100%, 100% e 70%, respetivamente, com boa concordância (**k=0**,791). No total, identificámos três falsos* *negativos. Não foram registados falsos positivos.*

Conclusões: *O estudo imunohistoquímico com o anticorpo anti-calretinina é um instrumento de diagnóstico com elevada sensibilidade, especificidade e reprodutibilidade. A marcação das fibras nervosas intersticiais é um critério fiável e é particularmente útil em biópsias rectais superficiais. A utilização sistemática de um estudo imunohistoquímico com o anticorpo anti-calretinina na ausência de visualização de GC no estudo histopatológico com hemateína-eosina é uma alternativa razoável, dadas as graves implicações terapêuticas da DH.*

Palavras-chave- Doença de Hirschsprung-calretinina-sensibilidade-especificidade-imuno-histoquímica

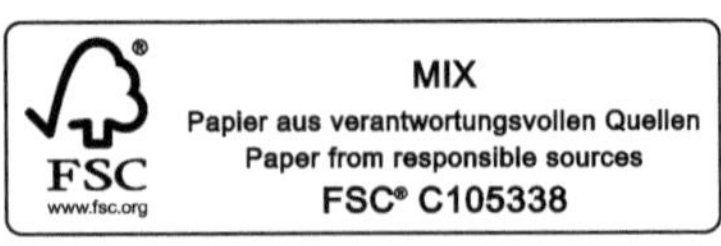

Printed by Books on Demand GmbH, Norderstedt / Germany